JN292161

人類と感染症の歴史
―未知なる恐怖を超えて―

加藤茂孝

丸善出版

序
「未知なる恐怖」を超えて

　私はウイルス学を専門にしてきました。ウイルスは、人に感染すると病気の原因になることが多いので、自分の学問を世のために役立てたいと思うと、診断、治療、予防などを含めて感染症に関する広い視野が求められます。歴史をみるまでもなく感染症の研究や対策は、社会制度、政治、社会心理などとの関係が極めて深いことがわかります。この状況は現代でも変わりません。2003年のSARS、2009年の「新型インフルエンザ」の際の緊張と混乱が人々の不安を表していました。この本を書き終わってみて、感染症が社会に対していかに大きな影響を与え、いかに歴史を動かしてきたかに、いまさらながら驚いています。

　問題意識としては、なぜ、感染症は絶えないのか？　なぜ新たな感染症が出現してくるのか？　人類はどのように感染症と戦って生き延びてきたのか？　科学はこの見えないものへの怯えをいかに減らしてきたか？　そして、我々は、どこへ行くのか？

　その視点として、感染症を40％、歴史を40％、残り20％をその間を繋ぐ社会心理的なものにあてました。
　本書は、栄研化学株式会社発行のモダンメディアに連載したものを基に、今回書き改めたものです。
　疾病ごとに独立した章立てになっていますので、興味に従って、どこから読んでいただいても章内で完結した形になっています。

　感染症の歴史は、人々の不安の歴史でもあります。おおよそ150年前からの近代微生物学の進展がその不安を減らしてきました。それでも、肉眼で見えないことへの恐怖は消えません。新しく出現した感染症である新興感染症の場合にはなおさらのことです。
　この本が肉眼で見えない小さな病原体が原因である感染症に対する理解を深め、不安を少しでも減らして、理性的に対応するためにいささかなりとも役立つことを願っています。

2013年2月

加 藤 茂 孝

目 次
人類と感染症の歴史

まえがき

第1章 「人は得体の知れないものに怯える」……………… 1
Ⅰ．闇の中には魑魅魍魎 ……………………………………… 1
Ⅱ．感染症の怖さ……………………………………………… 3
Ⅲ．科学はどこまで不安を減らせるのか？………………… 5

第2章 「天然痘の根絶──人類初の勝利」
　　　──ラムセス5世からアリ・マオ・マーランまで……… 9
Ⅰ．ブッシュ大統領のTV声明 ……………………………… 9
Ⅱ．ラムセス5世──最古の患者？………………………… 10
Ⅲ．日本への伝播…………………………………………… 10
　1．奈良の大仏／10
　2．義孝の夭折と道長の栄華／11
　3．百万遍／13
　4．あばたと失明／13
　5．疱瘡神や赤い色／15
　6．孝明天皇の死／16
Ⅳ．新大陸への伝播………………………………………… 16
　1．インカ帝国、アステカ帝国の崩壊／16
　2．最初の生物兵器──フレンチ・インディアン戦争／17
　3．アメリカ独立戦争とカナダ／18
Ⅴ．ジェンナーの贈り物…………………………………… 18
Ⅵ．種痘法の伝来、緒方洪庵と種痘所…………………… 20
Ⅶ．根絶宣言………………………………………………… 23
Ⅷ．根絶以後………………………………………………… 26
　1．バイオハザード／26
　2．ワクチニアウイルス──Vaccinia virus と遺伝子治療／26
　3．バイオテロ／27
　4．橋爪株／28

Ⅸ．天然痘に関連する動物感染症……………………………………… 29
　Ⅹ．教訓………………………………………………………………… 29

第3章　「ペスト」——中世ヨーロッパを揺るがせた大災禍 …… 31

　Ⅰ．化石のような病気？　カミュとシェイクスピアの描いた「ペスト」
　　……………………………………………………………………… 31
　Ⅱ．ペストの歴史……………………………………………………… 32
　　1．ペストは本来ネズミの感染症／32
　　2．東ローマ帝国での流行（第1回の世界流行）／33
　　3．モンゴル軍の大移動が引き金となった中世ヨーロッパでの大流行
　　　（第2回の世界流行）／34
　　4．それ以降の流行／38
　　5．第3回の世界流行／39
　　6．日本への輸入は明治時代／40
　Ⅲ．ペストに伴うヒトの心理と行動…………………………………… 40
　　1．デカメロン（そしてじゃじゃ馬馴らし）への逃避行動／40
　　2．ハメルンの笛吹き男と魔女狩り／43
　Ⅳ．ペスト菌の発見と病態解明、治療………………………………… 44
　　1．ペスト菌の発見／44
　　2．ペストの病態と治療／45
　Ⅴ．最近の話題………………………………………………………… 47
　　1．ペスト菌の遺伝子系統が明らかに／47
　　2．中世のかつらは、のみしらみ除け？／47
　　3．ペスト菌の学名／48
　　4．ペスト流行の現状／48
　　5．ペストの暗部／48
　　6．実験室や野外の事故／49
　Ⅵ．ペストの教訓とペスト消長の理由………………………………… 49

第4章　「ポリオ」——ルーズベルトはポリオではなかった？ … 53

　Ⅰ．1961年夏——ポリオ騒動 ………………………………………… 53
　Ⅱ．ポリオの歴史……………………………………………………… 54
　　1．古代エジプトのレリーフと日本の古代人骨／54
　　2．ルーズベルト大統領とポリオ／54

3．ポリオを克服した人々／55
　Ⅲ．ポリオウイルスとワクチン………………………………………………… 56
　　　1．ポリオウイルスの発見とワクチン作り／56
　　　2．カッター社事件／57
　Ⅳ．日本のポリオ…………………………………………………………………… 58
　　　1．日本におけるポリオ「根絶」への道／58
　　　2．日本ポリオ研究所の設立と国家検定／60
　Ⅴ．ポリオウイルス研究の進展………………………………………………… 61
　　　1．感染性クローンとレセプター／61
　Ⅵ．世界のポリオ根絶計画へ…………………………………………………… 61
　Ⅶ．意外な事実……………………………………………………………………… 65
　　　1．ルーズベルトはギランバレーだった？／65
　　　2．上田哲の死／65
　　　3．ポリオの優等生と麻疹の劣等生／67

第5章 「結核」──化石人骨から国民病、そして未だに ………… 69

　Ⅰ．身近だった結核……………………………………………………………… 69
　Ⅱ．歴史上の結核………………………………………………………………… 69
　　　1．9,000年前にはすでにヒト型結核菌／69
　　　2．弥生時代に日本へ／71
　　　3．枕草子と源氏物語に書かれた結核／72
　　　4．鎌倉末期の人骨から結核菌DNA／73
　　　5．戦国から江戸時代の結核／73
　Ⅲ．近代の結核大流行の背景…………………………………………………… 74
　　　1．産業革命と結核の大流行／74
　　　2．国民病（亡国病）、明治──戦前の文学者と結核、女工哀史／75
　Ⅳ．結核療養所…………………………………………………………………… 79
　Ⅴ．病原体の発見と病態の解明………………………………………………… 81
　　　1．コッホの結核菌発見とコッホの原則／81
　　　2．分かってきた結核の病状／82
　　　3．日本の結核研究所／83
　Ⅵ．結核治療……………………………………………………………………… 83
　　　1．BCG、tuberculin／83
　　　2．ストレプトマイシンと化学療法剤による患者の激減／84
　　　3．複十字シール／85

- Ⅶ．結核に関連する話題……………………………………… 85
  - 1．結核の迅速診断／85
  - 2．結核菌とハンセン病菌との近縁関係／86
  - 3．免疫賊活化作用と丸山ワクチン／86
- Ⅷ．なぜ、また結核なのか？………………………………… 86
  - 1．菌の逆襲——薬剤耐性、超多剤耐性菌／86
  - 2．エイズと結核との結びつき／87
  - 3．日本における再興感染症としての結核／88
  - 4．膀胱がん治療への応用／89
- Ⅸ．「過去」の病気にするために／90

第6章　「麻疹（はしか）」——天然痘と並ぶ2大感染症だった ……… 91

- Ⅰ．麻疹の3エピソード……………………………………… 91
  - 1．コナ・コーヒー／91
  - 2．2007年、大学の困惑——成人麻疹／91
  - 3．麻疹で片目を失明／92
- Ⅱ．麻疹の歴史………………………………………………… 92
  - 1．麻疹ウイルスは牛から／92
  - 2．麻疹、はしかの語源／93
  - 3．摂関政治——天然痘で栄え、麻疹で衰退／93
  - 4．時頼の出家／94
  - 5．「はしか」罹って初めて一人前／95
  - 6．徳川綱吉の死、そして幕府の崩壊／95
- Ⅲ．麻疹の伝播と流行の周期性……………………………… 97
- Ⅳ．麻疹の研究………………………………………………… 97
  - 1．研究の曙／98
  - 2．麻疹ウイルスの発見とワクチン製造——エンダース／99
  - 3．臨床症状／101
  - 4．小船ウイルスとサル症状／102
  - 5．3種混合ワクチン／103
  - 6．WHO 世界麻疹排除計画／104
  - 7．麻疹ウイルスの遺伝子型／105
  - 8．感染性 RNA／106
  - 9．麻疹の仲間のウイルス発見／107
  - 10．2度なし病の意味と成人麻疹／107

Ⅴ．2012年を目指して……………………………………………………… 110

第7章　「風疹」——母子感染による難聴の野球選手 …………111

　　Ⅰ．難聴の野球選手……………………………………………………… 111
　　　　1．大リーガーCurtis Pride／111
　　　　2．遥かなる甲子園／111
　　Ⅱ．風疹が認められるまで……………………………………………… 112
　　　　1．風疹の独立／112
　　　　2．眼科医 Gregg の慧眼——先天性風疹の発見／112
　　Ⅲ．風疹ワクチン………………………………………………………… 113
　　　　1．ウイルスの分離とワクチンの開発／113
　　　　2．女子中学生か、全幼児か？／113
　　　　3．妊婦へのワクチン接種／115
　　Ⅳ．病原性と診断………………………………………………………… 115
　　　　1．病原性、臨床症状／115
　　　　2．CRS の治療／116
　　　　3．日本本土の CRS／117
　　　　4．胎児遺伝子診断法の確立／117
　　　　5．TORCH 因子／120
　　Ⅴ．風疹の研究…………………………………………………………… 121
　　　　1．遺伝子型／121
　　　　2．戦争で拡散？　世界流行の原因／121
　　　　3．自閉症とは無関係だった MMR／123
　　　　4．実験動物の開発／123
　　Ⅵ．CRS に抗して ……………………………………………………… 123
　　　　1．勇気ある人々／123
　　　　2．先天性風疹の根絶の日を／124

第8章「インフルエンザ」
　　　　——人類に最後まで残る厄介な感染症 ……………………125

　　Ⅰ．2009年という年——民主党政権とインフルエンザ・パンデミック
　　　　……………………………………………………………………… 125
　　Ⅱ．名前の由来——インフルエンザは星から来たのか？ ………… 126
　　Ⅲ．歴史上のインフルエンザ…………………………………………… 127

1．最初のインフルエンザ？／127
　　2．日本での記録／127
　Ⅳ．病原体の発見……………………………………………… 132
　　1．ヘモフィルス・インフルエンザ菌／132
　　2．ウイルスの発見／132
　Ⅴ．新型の出現………………………………………………… 134
　　1．パンデミックの歴史／134
　　2．A型ウイルスの1亜型の独占的流行（？）／135
　　3．ウイルスはシベリアやアラスカで保存／135
　　4．鳥インフルエンザは鳥からヒトへ直接感染した／136
　　5．H5N1は、なぜ鳥からいきなりヒトに？／138
　Ⅵ．最大のパンデミック……………………………………… 139
　　1．スペインインフルエンザ（スペインかぜ）／139
　　2．スペインインフルエンザ（スペインかぜ）の死亡者／141
　Ⅶ．対　策……………………………………………………… 142
　　1．有効な公衆衛生的対策は何か？／142
　　2．なぜ、2009年の新型で日本の感染死亡者は少なかったのか？
　　　／142
　　3．ワクチン／143
　　4．抗ウイルス剤／145
　Ⅷ．インフルエンザウイルスの研究………………………… 145
　　1．遺伝子からウイルスを作る／145
　　2．インフルエンザの死亡者数——超過死亡からの推計／146
　Ⅸ．不安の克服………………………………………………… 147
　　1．狼少年、狼少女たち／147
　　2．官僚組織は素人集団？／147
　　3．対策の根本は社会心理学的な問題の解決／149
　Ⅹ．最近の出来事……………………………………………… 150
　　1．新型ウイルス分離株の提供／150
　　2．高病原性鳥インフルエンザウイルスH5N1は、シベリアに定着した？／151
　　3．デュアルユースについて／151
　　4．法の制定／151
　　5．タミフルの廃棄／151

第9章 「ウエストナイルウイルス」
——アレクサンダー大王の死因？ ……………153

- Ⅰ．バビロンとニューヨーク……………………………………… 153
  - 1．アレクサンダー大王の死／153
  - 2．ニューヨークのカラスの死／154
- Ⅱ．ウイルスの分布と伝播………………………………………… 155
  - 1．WN ウイルスの発見と世界分布／155
  - 2．トリを好む蚊／158
  - 3．WN ウイルスの感染サークルと伝播／158
  - 4．日本への輸入例／161
  - 5．WN の症状／161
  - 6．地球温暖化との関連／161
  - 7．南アフリカ2009年／162
- Ⅲ．アレクサンダーの死因——再び、バビロンへ ………………… 163

第10章 「ネットワークで感染症に備える」
——今日りんごの木を植えよう ……………165

- Ⅰ．1枚のペルシャ絨毯……………………………………………… 165
- Ⅱ．感染症に国境なし……………………………………………… 166
- Ⅲ．感染症は人類の歴史と共にあり……………………………… 167
- Ⅳ．新興感染症は今後も絶えない………………………………… 168
- Ⅴ．情報の共有と協力……………………………………………… 169
- Ⅵ．パスツールのネットワーク…………………………………… 170
- Ⅶ．オックスフォードのネットワーク…………………………… 170
- Ⅷ．CDC のネットワーク ………………………………………… 171
- Ⅸ．WHO のリーダーシップ ……………………………………… 173
- Ⅹ．新興の J-GRID（日本）……………………………………… 174
- Ⅺ．科学は不安を何処まで減らせるか？………………………… 177
- Ⅻ．科学と宗教……………………………………………………… 177
- ⅩⅢ．野口英世………………………………………………………… 180
- ⅩⅣ．天然痘根絶を思い起こそう…………………………………… 181
- ⅩⅤ．地震・津波などの危機管理との共通性……………………… 181
- ⅩⅥ．新しい哲学を——今日りんごの木を植えよう……………… 182

謝　辞……………………………………………………………… 185
参考文献…………………………………………………………… 185

第 1 章
「人は得体の知れないものに怯える」

Ｉ．闇の中には魑魅魍魎

冥きより 冥き道にぞ 入りぬべき はるかに照らせ 山の端の月　和泉式部

　古代の人々は、洋の東西を問わず、暗闇を怖れた。月の無い夜、星さえ見えない真の闇夜の彼らの恐怖は、深夜でさえ煌々と明るい現代のわれわれからは、想像することさえ難しい。暗闇は人々の恐怖を拡大し、その闇の中には魑魅魍魎がうごめき、それが人々に危害を加えると怖れられた。この魑魅魍魎は現代ではもはや死語に近いが、すべての字が鬼偏になっていることから、昔の人々がいかに恐れていたかが推察できる。

　得体の知れないものへの不安の根本的な原因の第１は、五感で確認できないことによる。しかし、仮に五感で確認できても、その力が人智をはるかに超えて巨大すぎるものは、やはり不安をもたらす。地震・雷・洪水・暴風雨・飢饉などである。これら自然現象を、人類は当初その巨大な威力に対してひたすら恐れ、ただ祈ることによってしかし不安を解消できなかった。科学の発展によって次第にその原理を明らかにして、対応策や予知法を開拓してきた。自然現象の持つ恐ろしさそのものは今も変わりが無いけれども、人々の不安は著しく減ってきた。古今東西すべての宗教の中心神が光の化身であるのは、暗闇への恐怖、得体の知れないものへの不安からの救済を表している。現代において科学は、和泉式部の和歌のごとく闇夜を照らす月の光の役割を果している。この和歌の本来の意味は、心の迷いを仏の光で悟りへと導いて欲しいと書写山円教寺の性空上人へ宛てたものである。

　見えないもので人に危害を与え、不安を呼び起こすものは、自然界に存在する物質としては、放射線（物理的）、化学物質（化学的）、病原体（生物的）であるが、現代の科学はこれを可視化した。可視的な巨大な自然の威力に対する理解において科学が果した貢献は「闇夜の光」のごとく極めて大きいとはいえ、人間の五感を超えた知覚出来ない物への不安は、今も昔も同じである。これは「動物として」の人間の本能的な不安感であり、したがってその本質において今も昔も変わるところはない。

　釈迦は「四苦」と言って、人生における４つの苦悩を数えあげた。す

なわち「生老病死」である。2500年後のわれわれは、科学、医学の進歩によって、随分この苦悩の強度を減らしてきた。しかし、この4つが五感を超えた、知覚できない物であることに変わりはない。この四苦の中の「生」についてであるが、今時点の生については、確かに知覚はできるが、未来の生については、相変わらず知覚はできず、おぼろげに予測できるに過ぎない。詩人のポールバレリーは言う「我々は、後ずさりしながら未来に入っていくのだ」。過去は見えても、背中方向の未来は見えない。見えない不安は強い。未来に対する占い、人生相談が絶えない理由がここにある。芥川龍之介は言う。

「人生は地獄よりも地獄的である……目前の飯を食おうとすれば、火の燃えることもあると同時に、又存外楽楽と食い得ることもあるのである。のみならず楽楽と食い得た後でさえ、腸カタルの起こることもあると同時に、又存外楽楽と消化し得ることもあるのである。こういう無法則の世界に順応するのは何びとにも容易に出来るものではない」（侏儒の言葉「地獄」）。

生の苦悩のために、日本では年間35,000人もが自ら死を選ぶ。その原因は、いじめであったり、経済的困窮であったり、老いや病であったりする。しかし、生への苦悩であることに変わりはない。わからない未来、病がいつ来るか、心身の痛みのつらさ、老いがどのように現れるか、何時死ぬのか、死後はどうなるのかの不安は絶えることがない。「四苦」の不安を和らげ、治す、あるいは安心へ導くものとして宗教が未だに大きな力を持っている理由はここにある。

容易に死に至る病こそは、人類の歴史において人々にもっとも強い不安をもたらしてきた。天変地異や骨折・外傷などの外部からの可視的な原因が明らかなものは、当人は苦しいけれども誰の眼にもその原因が明らかであり、得体の知れないという掴みどころのない不安はない。しかし、原因が知覚的（とりわけ可視的）ではないものは、巨大な不安を引き起こしてきた。同じ死であっても、現代の先進国の3大死因であるがん・脳卒中・心臓血管障害などの生活習慣病は、平均寿命の低かった

表1.1
人類の大量死の主な原因（推計）

1. 感染症		
スペイン・インフルエンザ	5000万人	1918〜20年
ペスト（黒死病）	7500万人	1347〜51年
2. 戦争		
第1次世界大戦	900万人	1914〜18年
太平天国の乱	数千万人	1851〜64年
第2次世界大戦	5000万人	1939〜45年
3. ホロコースト（大量虐殺）		
ナチのユダヤ人虐殺	600万人	1933〜45年
スターリンによる粛清	1200万人	1937〜53年
蒙古族による中国農民虐殺	3500万人	1311〜40年

時代にあってはこれらの疾患で亡くなる人はまれであり、かつ、外から見て感染症による死ほど醜く悲惨なものではなかった。

従って、人々にとって得体の知れない恐ろしい病というのは、感染症そのものであった。人類史における大量死の原因として、印象としては戦争・ホロコースト・自然災害が衝撃を持って頭に思い浮かぶが、現在の推計によれば感染症こそ大量死の最大の原因である（表1.1）。

II. 感染症の怖さ

感染症の怖さは、具体的には症状の激しさ、死亡率の高さ、そして、近代以前はその結果としての死体の醜さなどからくると思われるが、心理的には原因が可視的でなく得体の知れないことに起因する不安にこそあった。

1347～1351年にヨーロッパで大流行して、当時のヨーロッパの人口の3分の1が死亡したといわれているペストの大流行の折、別荘に避難した男女10人が語る社交・機知・ユーモア・エロスの話が「デカメロン」である。舞台設定は1348年のフィレンツェで、ペストの恐怖からの心理的逃亡が物語の背景にある。もちろん当時、ペスト菌が病原体であることは知られていない。各時代時代においてその社会と文明を特徴付ける感染症の流行があった（表1.2）。原因が分かるすべの無い時代において、疫病をもたらしたと思われた人はのろわれて「吸血鬼」として葬られ、また、神や仏に疫病からの回復と平安を求めた。

では、科学によって原因が可視的になればその不安は和らぐのであろうか？

病原体を人類が始めて見たのは、いつのことか？　形態的には、レーウェンフックの光学顕微鏡による細菌の観察が最初とされている（1684年報告、図1.1）しかし、感染力のある病原体としての細菌の光学顕微鏡による観察は、コッホの炭疽菌の発見（1875年）が最初である。

細菌よりもさらに小さく、光学顕微鏡でも見えないウイルスvirusの

表1.2
社会と文明を特徴づける疾病の流行があった（特にヨーロッパで明瞭）

13世紀	ハンセン病 熱帯の風土病が十字軍の移動で西欧へ
14世紀	ペスト クマネズミの移動、蒙古軍の移動の後を追って西欧へ
15世紀	梅毒 大航海時代以降蔓延。ルネサンスの性の解放で拍車
17～18世紀	天然痘 古代インドが発生地？仏教伝播やシルクロード経由で拡散
19世紀	結核 産業革命、過酷な労働条件、都市への人口の流入が背景
19世紀	コレラ ガンジス河流域が発生地、イギリスのインド経営で西欧へ
19世紀	発疹チフス ナポレオンのロシア遠征、クリミア戦争、第一次世界大戦、ロシア革命で流行
20世紀	インフルエンザ 密集した集団生活と迅速な輸送手段で急拡散

（立川昭二に基づく）

可視化は当然ながらこれよりも遅れる。ウイルスの語源は、ラテン語の属という意味である。以前はビールスと書かれることもあったが、日本ウイルス学会でウイルスと表記することが定められた。しかし、漢字の国中国はさすがである。これを病毒と語源も実体も生かした訳にしている。このように言葉にこそ現れていたが、ウイルスそのものの発見はイワノフスキー（Iwanofsky 1892年）とベイジェリンク（Beijerinck 1898年）によるタバコモザイクウイルスが最初である。しかし、その時点では、光学顕微鏡レベルでは小さ過ぎて見えていない。ウイルスが初めて肉眼で「見え」るようになったのは、やはりタバコモザイクウイルスであり、スタンレー（Stanley 1935年）がウイルスを結晶化して見せた後、電子顕微鏡でカウシェ（Kausche 1939年）が撮影したのが最初である（図1.2）。この最初の例以降、すこしずつウイルスが可視化されてくる。

2009年に世界を揺り動かしたブタ由来の新型インフルエンザウイルスA（H1N1）のインフルエンザinfluenzaという疾病の語源は、influenceそしてさらに元をたどれば、in flow から来ている。地球外の天体から来た得体の知れないものという意味である。インフルエンザの病原体が見えない以上、占星術師によって原因は宇宙から（例えば彗星などから）地球へ放射されたと考えられた所以である。しかし、インフルエンザがウイルスであることの発見は遥か後年の1933年まで待たねばならなかった。病原体が明らかになれば、その感染症への不安は減少する。さらに治療法や予防法が確立されればほとんどの不安が消滅する。

得体の知れない感染症から、得体が知れるまでには時間がかかる。現代の科学はその間の時間を急速に縮めてきた。2003年のSARSの大混乱は、病原ウイルスがコロナウイルスであることが見つかり、感染経路が明らかになり、さらに、患者・病原体との接触の機会を減らせば、感染拡大は防げることが分かってからその不安感は減少していった。この間、わずかに数カ月であった。それ

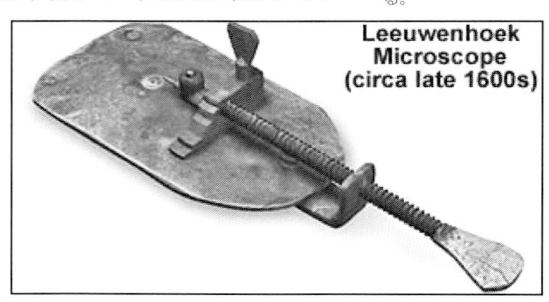

図1.1
レンズが1枚の「単レンズ顕微鏡」。針の先に試料を付けて、虫眼鏡のように用いて観察する。

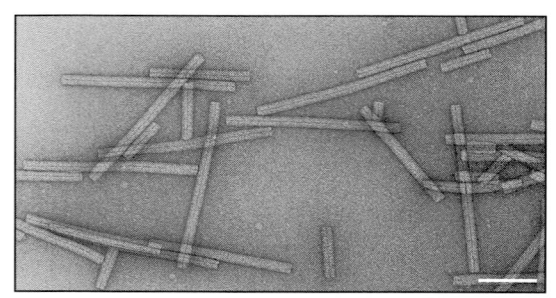

図1.2
タバコモザイクウイルスの電子顕微鏡写真
（白線の長さ：100nm）
（法政大学矢崎和盛）

以前の病原体の場合の数年・数十年・さらに昔の数百年という時間単位から考えれば、かつては想像も出来ないような画期的な進歩であった。しかし、その短い数ヵ月の間の混乱・不安はその極に達していた。世界の総患者数約8,000人、死亡者約800人という規模からすれば、今から思えば異様としかいいようがないものであった。北京において、SARSの治療を担当させられた医師や看護師が、感染の恐怖のあまりその病院から脱走するということがあった。病気の診断治療にあたり、一般人よりは遥かに感染症に詳しい医療関係者でさえこの有様であった。ほとんど香港中といってもよいくらい多くの人々はマスクをし、このため、中国を中心とした観光旅行は激減し、中国の経済のみならず世界の航空業界・観光業界に膨大な損失を与えた。この背景にあるのは、つかみどころの無い感染への不安である。単に死者の数からいえば、一国の自動車事故の死者数よりもはるかに少ない。中国人はもちろんとして日本人もアメリカ人も自分で平気で自動車を運転しながら、ひたすら見えないウイルスによるSARSの感染を恐れていた。

　そして今、2009年の新型インフルエンザウイルスの感染者への嫌がらせ・恐怖は何であったのか？　海外へ渡航した生徒の感染が明らかになった神奈川県の高校や、渡航歴は無いものの学内での集団感染が大々的に報じられた大阪府の高校では、学校への電話やメールなど嫌がらせや抗議が殺到した。その学校関係者というだけで、地域において種々のサービスを拒否されることさえ起きた。14世紀のペストや、微生物学が未発達の時代ではなく、はじめから病原体はインフルエンザウイルスということは分かっており、診断法は存在し、対症療法や抗ウイルス剤や密集した生活を避けるなど対策の有効性が明らかであっても、この現象が起きた。この現象は幸いにも一部のことであり、社会全体に及んだものではなかったが、人々の得体のしれないものへの不安感のゆがんだ発現である。「新型インフルエンザ」の「新型」という語には、未知のものという響きがあり、不安感を過剰に強調した。病気や病原体の命名にも慎重さが要求される。

Ⅲ. 科学はどこまで不安を減らせるのか？

　「得体の知れないもの」を可視化することにより、科学は人々の不安を著しく減少させてきた。しかし、アウトブレイク（大流行）の際に、科学は一時的とはいえ、不安を完全には抑えることはできないことが明らかであった。これは、行政的な広報や施策のあり方によっても影響はあるだろうが、根本的には、人間は常に完全に理性的ではありえないと

いうところにある。人間の判断を決定しているものは、理性であるとわれわれは思っているし、またそう思いたいけれども、脳科学や心理学の明らかにしたところでは、人間の判断は理性というよりも感情によって決まる要素の方がはるかに大きいと思われている。理性や論理は感情に基づく判断を後から理由付け、説明しているに過ぎない。人間の判断は恐怖・不安・好き嫌いなど喜怒哀楽の感情で決まってくることが多い。理性の上に立つ科学の人間行動への貢献の限界は、科学自身ではなく人間自身にある。

いかに科学が進んでも、科学は人間の不安解消に対しては完全なものではなく、科学のできることは、その不安感を可能な限り小さくすることである。

20世紀前半までの先進国の3大死因であった感染症（肺・気管支炎、胃腸炎、結核）を克服しても、新たな新興感染症は今後とも絶えず出現してくる（図1.3）。その原因をさかのぼれば、人類が野生動物を家畜化した13,000年前、そして農耕生活を始めた約11,000年前になる。家畜などの動物から次々に感染症が人にもたらされて来た。ヒトの感染症で分かっている限りその約70％が動物由来であると考えられている。ヒトに

図1.3
わが国の主要死因の推移

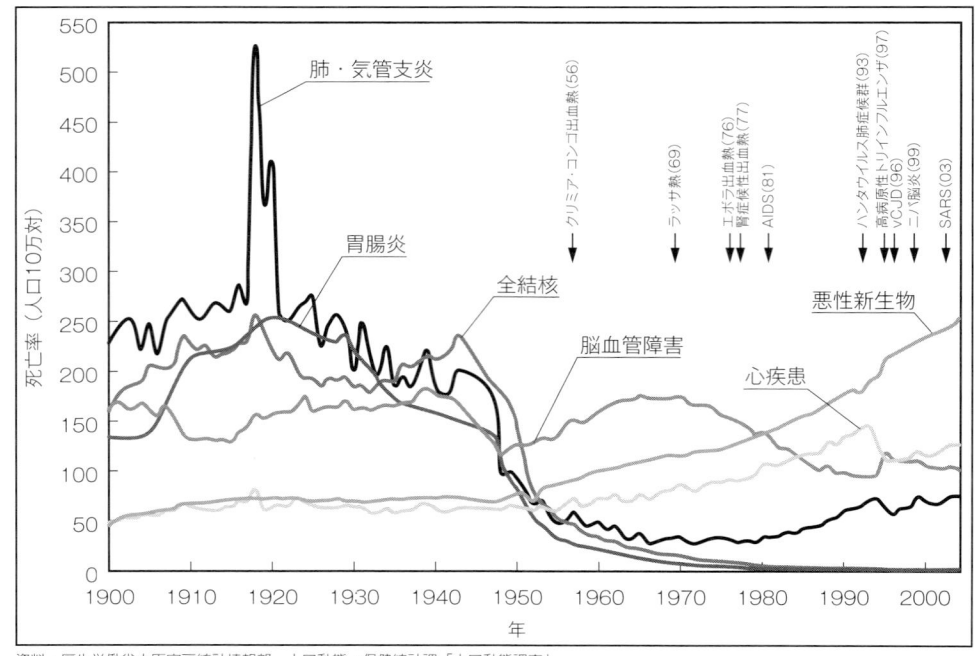

資料：厚生労働省大臣官房統計情報部　人口動態・保健統計課「人口動態調査」

入った時点でいえば、それらはすべていわゆる「新興感染症」である。動物由来感染症という概念が次第に普及してきたのはこのような歴史的背景と現実からである。SARS はおそらくこうもりから、インフルエンザは野鳥からヒトにもたらされた。

このように新興感染症は、かつて人類の歴史とともにあり、今後とも絶えることはない。

感染症対策は危機管理でもある（図1.4）。この危機管理に関しては、それぞれの置かれている立場によって分けて考えなくてはいけない。「危機管理は行政の義務」「危機予想・危機調査は研究者の義務」「危機意識を持つことは国民の義務」（竹田美文）という意見がある。

「ものを怖がらなすぎたり、怖がりすぎるのはやさしいが、正当に怖がることはなかなか難しい」（寺田寅彦　随筆「小爆発二件」）。

寺田寅彦は浅間山の爆発について書いているが、感染症対策についてもまた同じである。正当に怖がるために絶えざる研究と、可能な限り理性的な対応が必要である。寺田寅彦の言葉を、最初に放射線に適応したのは、放射線生物学者の近藤宗平（1985年）であり、最初に感染症のアウトブレークに適用したのは、ウイルス学者の西村秀一（2002年）である。この言葉は、事実の正しい理解が如何に難しいか、また、人は如何に風評に流されやすいかを見事に言い表している。寺田寅彦は短い言葉で事の本質を表現するのに長けていた。有名な「天災は忘れた頃にやってくる」も寺田寅彦自身の文章の中にはないが、彼の言葉であると弟子の中谷宇吉郎が伝えている。2011年3月11日の東日本大震災の事を考え合わせると、ますます説得力を持つ言葉である。この言葉は、感染症のアウトブレークについても同じである。

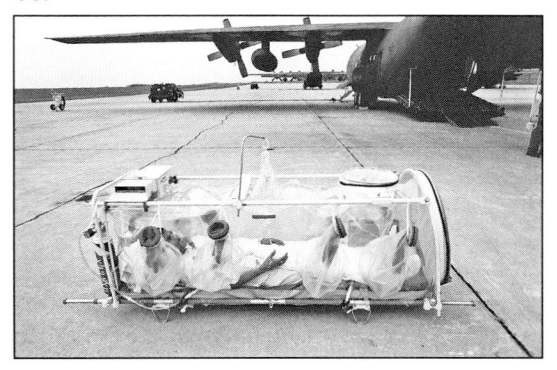

科学を一般に分かりやすく効果的に伝える際には、この短く正確で印象的な表現が、ますます必要とされる時代である。「武装せる預言者は必ず勝利し、武装せざる預言者は必ず滅ぶ」というマキアベリの言葉も、正しい主張とそれを実現する力とは異なることを短い表現で見事に言い表している。実際に感染症対策、地震・津波対策、経済対策、平

図 1.4
バイオテロリズムに対する訓練
生物兵器に関連する病原体に暴露された人を特別の輸送用カプセルに隔離し、一方医療関係者も防護服を着用して、呼吸装置が完備されている治療可能な医療施設に搬入する訓練の様子を示したものである。

和構築策など、正しい（と思われる）事を言うのは比較的簡単であるが、それを実現できるかどうかは、それとは全く別のことであり、提案者に「力」がないと実現できない。それどころか、極端な場合には、正しい事の提案者が迫害を受けることさえ起こり得る。マキアベリの時代は、実現する力は文字通り「武装」「武力」であるが、現代では何を実現への「力」にできるかが、提案者全員に求められている課題である。勿論、感染症対策もこの言葉の例外ではない。

　感染症の研究、そして広く科学の研究について考えて来ると、窮極のところ、それは、ゴーギャンの絵のタイトルにある如く「我々は何処から来たのか？　我々は何者なのか？　我々はどこへ行くのか？」を知ることにある。

第2章 「天然痘の根絶——人類初の勝利」
ラムセス5世からアリ・マオ・マーランまで

I．ブッシュ大統領のTV声明

　2002年12月13日、午後2時（米国東部時間）、ホワイトハウスでブッシュ大統領は「天然痘バイオテロに備えて希望者全員に種痘を実施する」という声明を出した。そのとき私は、米国ジョージア州アトランタにあるCDC（Centers for Disease Controland Prevention：米国疾病対策センター）に客員研究員として在籍していた。前もって所員全員へのメールでこの声明を出すことは知らされており、それに引き続いてCDCの全所集会が予定されていた。TVの同時中継によるブッシュ大統領の声明の後、当時の所長のDr. Julie L. GerberdingのCDCにおける対応の説明と質疑応答があった。所長のてきぱきとした進行振りとともにこの日の出来事は極めて印象深く記憶している。会合の後で、首脳陣に「本当にイラクに天然痘ウイルスはあるのか？」と尋ねたところ、「政府はそう信じている」という答えだった。

　この1年前の2001年9月11日に同時テロが起きた。それは、米国が2001年7月に天然痘バイオテロのシミュレーションを行ったわずか3ヵ月後だった上、引き続いて炭疽菌テロ事件まで起きた。この2つのテロ事件から天然痘のバイオテロの可能性を疑うのも無理からぬ話であった。大統領はTVで率先して自ら種痘を受けるシーンを放映させ、その後兵士を中心に約60万人が種痘を受けた。

　今では（2013年）明らかであるが、イラクには天然痘ウイルスはなかった。大量破壊兵器といい、バイオテロといい、いささか過敏な情報が与えられれば、戦争状態や準戦争状態にある国民の不安は、いかなる国いかなる時代にあっても増強されてしまう。一部の理性的な人がいかに疑いを持ったとしても、政策や国民世論を変えることはできない。核兵器といい病原体といい、目に見えないものへの不安は誰にでもあり、ましてや、この2者の致死率の高さは恐るべきものとして知られているからである。ブッシュは種痘をしていない場合、天然痘の致死率は1/3から50％と説明した。

　天然痘のバイオテロの可能性をいうだけで大きな衝撃を与えることができるのは、天然痘がすでに地球上から根絶され、その予防手段である種痘も30年以上途絶え（日本では1976年停止）、世界の人口の半数以上がすでに天然痘に対して免疫を持たなくなっているからである。

Ⅱ. ラムセス5世――最古の患者？

　天然痘はどこから来たのか？　天然痘は1万年前には既にヒトの病気であったらしいし、インド起源であると思われている。しかし、明確にはわかっていない。天然痘ウイルスの遺伝子の比較からアフリカのガベルのウイルスやラクダのウイルスに近いことがわかっている。いずれにしても、天然痘の自然宿主はヒトだけなので、人の移動と共に感染が拡がって行った。人々の移動、つまり征服・貿易・戦争・文化交流とともにもたらされた。

　エジプトのラムセス5世のミイラの顔に天然痘の痘疱（とうほう）があることから、彼は天然痘で亡くなった名前の分かる最古の患者であると思われる（BC1157年死亡。）。天然痘ウイルスの研究者は、この痘疱からウイルスDNAが検出できるのではないかというが、まだその報告はない。DNAはRNAに比べれば、安定なので検出できる可能性は高い。

Ⅲ. 日本への伝播
1. 奈良の大仏

　島国である日本も例外ではなく、天然痘は大陸からの人の移動によりもたらされた。仏教伝来の6世紀半ばに大陸から入ったとされている（552年または585年）。しかし、その頃は天然痘という名前は勿論無く、わが国で長く使われてきた疱瘡（ほうそう）ですらない。折しも新羅から弥勒菩薩像が送られ、敏達（びだつ）天皇が仏教の普及を認めた時期と重なったため（585年の流行）日本古来の神をないがしろにした神罰という見方が広がり、仏教を支持していた蘇我氏の影響力が低下した。しかし、これが現在の天然痘なのか、麻疹（はしか）なのかの区別が困難である。当時の麻疹は、現在よりも症状が重く、死亡率も高かったと考えられているからである。また、麻疹は現在では小児の感染症とされているが、成人が初めてかかった場合には小児よりも重篤になるといわれている。

図2.1
天然痘の症状

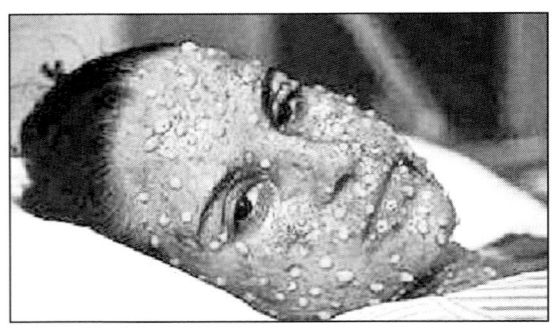

- 737年　藤原氏4兄弟天然痘で死去
- 741年　国分寺
- 743年　大仏造立の詔勅
- 752年　大仏開眼

図2.2

天然痘がわが国に最初の大きな被害をもたらしたのは、735年北九州に入ったときとその2年後の737年にも再び北九州に入り東進して平城京で大量の死者をもたらしたときである。737年の流行は麻疹の可能性も言われている。この時の流行で、当時の政権の中枢を担っていた藤原氏4兄弟の武智麻呂、房前、宇合、麻呂（彼らは、藤原鎌足の孫、すなわち不比等の子）が相次いで死亡し、政治的・社会的に大混乱に陥った。天然痘の恐ろしさの原因は、死亡率の高さが第1であったとしても、痘の出現の皮膚の病状のすさまじさに人々は怯えた。現在残る患者の写真を天然痘が根絶された時代のわれわれが眺めるのでさえ、背筋が寒くなるほどの恐ろしさである（図2.1）。こんな病気にかからなくて良かったと誰しも思う。ましてや、当時は病気の原因さえ分からなかった。自分がかからないこと、かかっても生き延びられることをひたすら神仏に祈る以外に無かった。

　その現れが、東大寺の大仏の建立であった（図2.2）。国分寺の造営が741年、大仏建立の詔勅が743年であり、天然痘の大流行の直後である。勿論、聖武天皇の大仏建立発願の詔勅の中には、天然痘という言葉は出てこない。続日本紀には疫瘡、豌豆瘡（「わんずかさ」もしくは「えんどうそう」）」あるいは「裳瘡」と書かれている。天然痘特有の豆のような発疹から名付けられたものと思われる。聖武天皇はこれら当時の悪疫・飢饉・社会不安・政治的混乱からの脱却を仏教の力、大仏の力に頼ろうとした。

　SARSや新型インフルエンザがいかに猛威をふるおうとも、現代にはそれに対抗する知識と技術、そして経験の蓄積がある。そのすべてが無い当時の恐怖感の強さはいかほどのものであったであろうか？　せめてもの精神的救いが「神様、仏様」であった。当時の社会的地位には関係なく全国民を覆う恐怖感、絶望感を理解して初めて大仏建立の国家的・国民的熱意が理解できる。

2．義孝の夭折と道長の栄華

　藤原義孝（954～974年）は、双子であった。仏教の信仰に篤く、美貌で知られていた。しかし、974年の天然痘の流行で、兄・藤原挙賢と同日に20歳の若さで没した。双子が同じ日に生まれ同じ日に亡くなったのである。結婚の早かった当時なので、すでに子がいた。その子が三蹟の一人で名高い藤原行成である。小倉百人一首にある、彼の良く知られた以下の和歌にはこんな悲しい背景があった。

君がため　惜しからざりし　命さえ
　　長くもがなと　思ひけるかな

　摂関政治が隆盛期を迎えた995年にも天然痘は大流行して、政府要人にも多くの犠牲者を出した。関白藤原道隆、そして彼の関白位を継いだ弟の藤原道兼（わずか7日間だけの関白であった）兄弟がいる。この時、幸運にも感染を免れた更に下の弟、藤原道長が実権を握り、彼の「栄華物語」がはじまることになった。2人の兄が天然痘で亡くなっていなければ、道長の天下も栄華もなかった。なぜ、兄弟のうち彼だけが感染を免れたのかはわからないが、兄たちに比べて、当時の道長は引きこもりであったからという。当時からすでに彼は「さいはひ人」と運の良さが評判になっていた。道長の時代に書かれた「源氏物語」（1008年ごろ成立）が、男女の愛を軸にしながら、「もののあわれ」を強調する背景には、権勢のはかなさ、人生の短さ、愛の不確実さ以上に、この不測の感染症の大惨禍の記憶が背景にある。

　道長に関係の深い21人の死因についてみると、感染症の8人（天然痘6人、麻疹1人、インフルエンザ1人）以外では、糖尿病3人（道長、行成、後一条天皇）、癌1人、脳卒中（心臓麻痺である可能性も含む）3人、仙丹中毒（硫化水銀、硫化砒素中毒）1人、不明（病とだけの記載など）5人である。もちろん全員とも現在のような正確な確定診断をされてはいなくて、生活態度や症状からの類推である。死因不明者5人

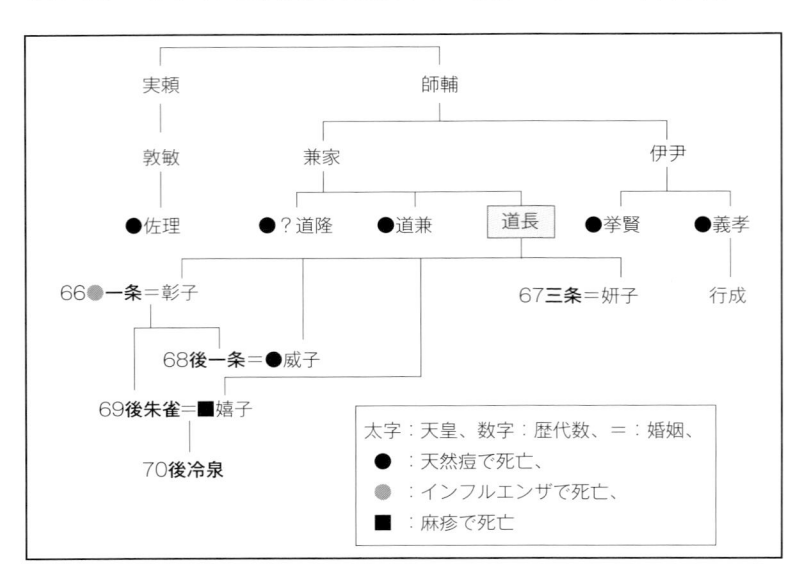

表2.1
藤原氏系図
道隆は糖尿病とされている。糖尿病で免疫が低下しているところに天然痘にかかった可能性も残る。

（藤原氏系図：実頼―敦敏―●佐理；師輔―兼家―●?道隆・●道兼・道長、師輔―伊尹―●挙賢・●義孝；66●一条＝彰子、67三条＝妍子、行成；68後一条＝●威子；69後朱雀＝■嬉子；70後冷泉）

太字：天皇、数字：歴代数、＝：婚姻、
●：天然痘で死亡、
●：インフルエンザで死亡、
■：麻疹で死亡

を除く16人の中では、感染症の8人が最も多い。一方、現代の3大死因でありそのすべてが生活習慣病（成人病）である癌・脳卒中・心臓病による死亡は4人と思われる。当時を含めて20世紀半ばまでの一般的傾向として、成人病になる（言葉を換えれば高齢化する）前に、若くして感染症で亡くなっている。現代の生活習慣病は、感染症をほぼ克服した先進国に共通する高齢化した社会を特徴づける病気である。

3. 百万遍

京都市左京区、京都大学の近くに百万遍という地名がある。お寺の名による（図2.3）。すなわち、浄土宗大本山百万遍知恩寺。鎌倉時代末期、後醍醐天皇の時代（1331年）に大流行した天然痘を鎮めるためこの寺は百万遍念仏を行い、見事に鎮めて、天皇より「百万遍」の寺号を賜った。近代医学導入以前においては、感染症の大流行時には、鎮静を祈祷のために読経（どきょう）が繰り返された。浄土宗・浄土真宗が隆盛した鎌倉以降は読経の代わりに念仏が多くなった。この百万遍はその典型例である。1331年といえば、後醍醐天皇にとっては失敗した倒幕運動の元弘の変を起こした元弘元年（8月）である。従って、百万遍の話は8月以前の話である。2年後の1333年、天皇は流されていた隠岐島を脱出し、足利尊氏、新田義貞の挙兵により鎌倉幕府は崩壊する。このように疾病と戦乱は、歴史的に長く人々を苦しめてきた。

4. あばたと失明

天然痘の災難は、発病期の苦痛と死亡だけではない。運よく生き残ったとしても、「あばた」や失明などが後遺症として残った。完全な回復者は極めて運の良い場合である。あばたは「痘痕」と書き、治癒した跡の皮膚への痘の痕跡である。おもに顔に残ったので「疱瘡は見目（みめ）定め、麻疹は命（いのち）定め」という諺が江戸時代にあった。両者とも、20～30年おきに流行を繰り返し、死亡率は高かったが、このことわざは両者の絶対的な死亡率の比較ではなく、むしろあばたが一生残りその印象が強烈であったからであろうと思われる。

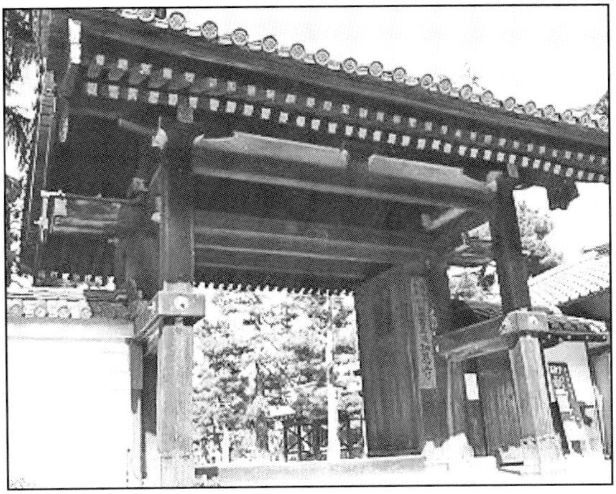

図2.3
百万遍
浄土宗大本山百万遍知恩寺。京都大学吉田キャンパスの北、左京区田中門前町にある。山号は長徳山、院号は功徳院。かっては相国寺の近くにあったが移転を繰り返し、現在地に移ったのは江戸時代になってからである。

男の場合でもあばたは問題であるが、女性の場合には大問題であった。「あばたもえくぼ」ということわざがあるが、あばたは醜く、とてもえくぼには見えない。運よくその写真が残っている（図2.4）。鎌倉幕府3代将軍の源実朝は、幼児期にできたあばたを気にして引きこもりがちになったというし、夏目漱石はあばたを気にして撮影した自分のポートレート写真をすべて修整していたと言われている。漱石の「吾輩は猫である」に「現今地球上にあばたっ面を有して生息している人間は何人くらいあるか知らんが、吾輩が交際の区域内において打算して見ると、猫には一匹もない。人間にはたった一人ある。しかしてその一人が即ち主人である。はなはだ気の毒である」とある。松下村塾の吉田松陰（寅次郎）にもあばたがあったという。熊本県の民謡「おてもやん」のなかに「ぐじゃっぺ」という言葉が出てくるが、この「ぐじゃっぺ」こそ、あばたである。

　夏目漱石は自分の写真のあばたを神経質に修整させていたが、写真が発明される以前の西洋の肖像画は、あばたを描かないのが画家の依頼主への配慮であったという。あばたは種痘の普及以前には天然痘の後遺症として多かったはずなのに、そういえばあばたを描いた肖像画は確かに見かけない。

　洋の東西を問わず、近代化粧術は、天然痘によるあばたを隠すのを大きな目的として始まっている。川柳にも「疱瘡後鏡かくすも親心」とある。天然痘による失明も多かった。それも両眼の失明である。16世紀に日本に来たイエズス会のルイス・フロイスは、日本にはヨーロッパに比べて全盲者が多いことに注目している。後天的な失明者の大部分が天然痘によるものである。幸いにも片目だけの失明で助かった人物で有名なのは、独眼竜伊達政宗、儒学者の安井息軒（森鴎外が小説「安井夫人」に書いている）、小林虎三郎（米百俵の逸話で知られる）などがいる。安井息軒の父もまた、天然痘による片目失明者であったというから親子2代の惨禍である。怪奇小説「雨月物語」の作者、上田秋成は、4歳の時の疱瘡（1738年）の後遺症で、生涯手の指が不自由であったという。雨月物語に漂う暗さの背景にこの後遺症の影響があると考えられる。

　これらの犠牲者を眺めてみると幕末の佐久間象山の門下生の中で二虎とたたえられた俊英の吉田松陰と小林虎三郎はともに天然痘の後遺症をもっていたことになる。このことは珍しい事例ではなく、天然痘による死亡、あばた、失明は当時の日常的な事件（もちろん極めて不幸な）であった。

　天然痘に感染すれば、死ぬか、直って失明するかあばたを残すか、そ

図 2.4
通弁御用役　塩田三郎のあばた（大宅壮一）

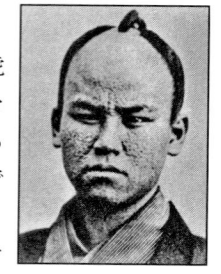

して最も運の良い場合のみ、死も後遺症も免れたのである。かつて人類は、皆そういう時代に生きていた。

5．疱瘡神や赤い色

　医師の須田圭三による天然痘被害の精緻な調査研究がある。岐阜県飛騨地方の寺院の過去帳の調査によるものである。文化元年（1804年）痘瘡死亡者が、人口2,733名の村で93名であったという。大きな数字であるが、驚くのは、その内68名が小児（1～5歳）であり、小児人口337人の20.2％を占めていることである。感染症の被害は小児で大きい。この感染症による小児の死亡の多さが江戸時代の農民の平均寿命を28歳にしている理由である。

　種痘の無い時代に、天然痘から逃れるすべはない。ひたすら神仏の加護を祈るのみである。民間信仰としては、疱瘡の原因をもたらす疱瘡神を英雄・豪傑に退治してもらうことである。これは疱瘡だけでなく、麻疹や他の感染症でも同じであった（図2.5）。この図では源平時代の英雄、源為朝（鎮西八郎為朝として知られる）に疱瘡神の退治を期待して祈っている。流行時には門口にこの紙を貼って疫病神を避けたという。離島であったことから当時、八丈島は天然痘の無い島として医療関係者の間で注目を浴びていた。その八丈島に流されていた為朝の武勇にこの事実が繋がって民間信仰になったと考えられる（為朝は実際には、伊豆

図 2.5
為朝と疱瘡神
一勇斎国芳画 天保14～弘化4年（1843～47）32×42cm
枕屏風などに張って病児の平癒を祈った刷り物。天然痘は幼児が無事に成長するか否か大きな関門であった。痘疹の色が赤いのがよいとされた事、また、赤という呪力への期待もあって、疱瘡絵や衣類などを赤ずくめにするまじないが行われた。
（内藤記念くすり博物館）

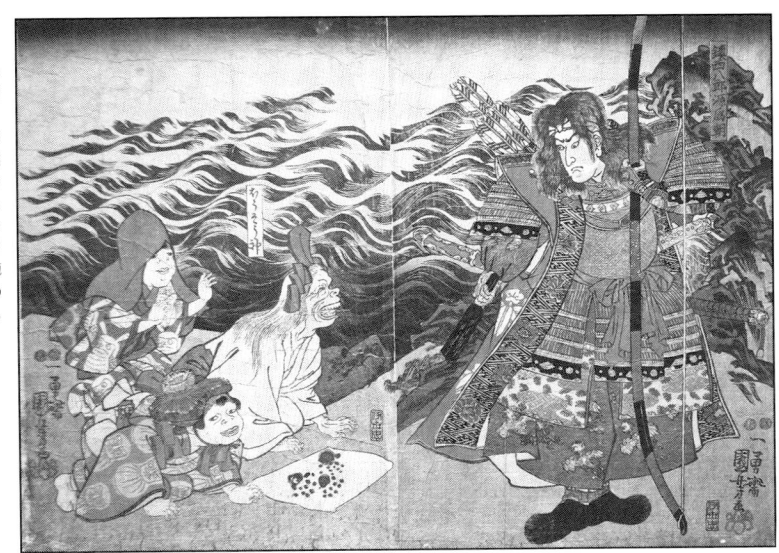

大島に流された)。更には、八丈島は八郎島に由来するのではないかという説がある。この天然痘処女地である八丈島に1795年天然痘が侵入したが、そのときの罹患者1,400名に対して死亡者400名であった（致命率33.3%である）。処女地への侵入の恐ろしさがわかる。

　赤い色は、魔よけと共に、天然痘除けとしても頻繁に使われた。今に残る、子供玩具の多くが赤いのは（例えば、赤べこ：赤い牛の玩具）、天然痘除けである。稲荷神社の赤鳥居は、もちろん天然痘に限るものではないが、神域を魔物から守るものであった。

　和服の女性の下着の赤い色は、もちろん色気を増す効果が大きいが、本来感染症から身を守るための目的であった。例えば腰巻の赤は、婦人病から守るためであった。

６．孝明天皇の死

　幕末の天然痘流行も日本の歴史に大きな影響を与えた。1866年12月、孝明天皇が天然痘で亡くなった。当時、開国か攘夷か、勤皇か佐幕かで国をあげての騒乱の時であった。孝明天皇は妹の和宮親子内親王を、14代将軍徳川家茂に嫁がせたりして公武合体の推進者であった。ところがその家茂が、長州征伐と攘夷の実行のための上洛中に死亡するということが起きた。その年の７月のことであった。15代将軍には徳川慶喜が就く。天皇は、一貫して公武合体政策で勤皇派をおさえていたが、天皇の急死により政局は大転換して、一挙に討幕派が力を得るにいたった。その後の歴史は、一気に翌1867年の大政奉還、王政復古に到る。

　もし、孝明天皇の急死が無かったら、公武合体派はしばらく余命を保ったであろうし、新政府での徳川慶喜の立場も違っていたであろう。つまり、明治維新の姿も違ったものになっていたと思われる。この公武合体から倒幕への急変の影響の大きさから孝明天皇の暗殺説が当時から今に至るまで囁かれている。背景には、天然痘の症状が一旦回復に向かっていた後の急変だったからより強い疑いが起きたとされている。影の人物として倒幕派公家の中心人物であった岩倉具視の名が挙がっているが、もちろん真相は藪の中である。

Ⅳ．新大陸への伝播
１．インカ帝国、アステカ帝国の崩壊

　天然痘は旧大陸で発生したので、新大陸の人々の間には存在しなかった感染症である。人類はアフリカに起源を持ち、その生息圏を新大陸に移動拡大していったが、その新大陸への拡大の時代（約15,000年前頃）

には天然痘は、まだ人類には入っていなかったと考えられる。

　15世紀の大航海時代に人類は、旧大陸から改めて新大陸に到達する。この時代に天然痘も新大陸の人々にもたらされた。新大陸の人々にとっては全く誰もが免疫を持たない社会に侵入した「新興感染症」である。感染した人々はばたばたと斃れて行った。

　天然痘の感染が歴史的にも大きな影響を持ったのは、エルナン・コルテスによるアステカ帝国（現在のメキシコ）の征服（1521年）とフランシスコ・ピサロによるインカ帝国（現在のペルーを中心とした南米西海岸）の征服（1533年）である。両帝国とも、馬と鉄器を持たず、鉄砲や大砲の無かったことによる軍事的敗北の結果の崩壊とされているが、軍事的敗北以前の天然痘流行（もちこみ）による帝国側の戦闘力喪失が実は最大の原因である。コルテス軍との戦闘中に持ち込まれた天然痘はアステカで流行し、戦闘的であった新王クイトラックの感染死がアステカ帝国の崩壊を早めた。他方、ピサロ軍との戦闘開始以前に中央アフリカからインカ帝国内のコロンビアに入った天然痘による帝国側の死者は膨大で、人口の60〜94％が死亡したと推計されている。これでは、ピサロ軍がいかに少数であったとしてもインカ帝国側にとっては戦闘にはならない。こうしてスペインに征服されたとはいえ、インカ帝国の文化はそれでもまだ残っていた。しかし、その後もスペインを中心とする旧大陸から度々持ち込まれたインカ側にとっての「新興感染症」の大流行により残されていた人口も文化も衰退消滅してゆく。分かっているだけでも、この時代に1546年のチフス、1558年のインフルエンザと天然痘、1589年の天然痘、1614年のジフテリア、1618年の麻疹の流行がある。

　このような海外からもたらされる巨大な惨禍に対して、検疫、水際作戦、ワクチン、抗ウイルス薬、抗生物質、公衆衛生知識のある現代のわれわれは、本当に幸いである。

２．最初の生物兵器——フレンチ・インディアン戦争

　やはり、新大陸である北米大陸（現在の米国北部とカナダ東部）での出来事である。日本では全く知られていないが英国の対フランス戦争（そしてその同盟軍である対スペイン）が1755〜63年にあった。英国とその直後に独立（1776年）した米国ではフレンチ・インディアン戦争とよばれている。この時、フランスはチェロキー族を中心とするインディアン（アメリカ原住民）と同盟を組んで戦っていたのでこの名がある。当時フランスは毛皮の交易路拡大を目指しており、インディアンと利益を共通にしていたからである。フランスに敵対する英国軍はインディア

ンに親切心を装って、天然痘ウイルスをすり込んだ毛布を支給した。免疫を持たないインディアンが簡単に感染して倒れて行くのは、その意図もなく自然に持ち込まれたアステカ帝国やインカ帝国の場合と全く同じであった。同盟インディアン軍の弱体化のみが、フランス軍の敗北原因ではないとしても、このフランス軍の敗北の意味は北米大陸の歴史にとってはきわめて大きい。敗戦後のパリ条約（1763年）において、フランスはカナダそしてミシシッピ川以東のルイジアナ（当時フランス植民地）を英国に譲渡している。またフランスの同盟国スペインはフロリダを英国に譲渡した。これらが今日の米国の領土拡大の第1歩となった。この英軍の行為が、定義や実行者の自覚を別にして最初の生物兵器の使用と考えられる。

　ウイルスは見えない。見えないものに注意や警戒心を持つことは誰にも不可能である。ましてや、それが善意の衣を着ている時には。

3．アメリカ独立戦争とカナダ

　フレンチ・インディアン戦争で天然痘流行によって有利な結末を迎えた英国は、その後に独立する米国に広大な領土を残すことになったが、その米国は今度は天然痘の流行で、カナダ侵攻につまずくことになる。

　アメリカ独立戦争（1776〜1783年）で、ジョージ・ワシントンの率いる独立軍が英国軍をカナダに追い詰めて、カナダも米国の領土に組み込まれるかもしれない事態にまでなった。このとき、独立軍内に天然痘が大流行して進軍の勢いが鈍ってしまった。指揮官のジョン・トーマス少将も天然痘で亡くなった（1776年）。その間に英国側に援軍が到着して、逆に独立軍を撃退した。カナダが後の世まで英国領として残ったのは、まさに天然痘の影響であった。「感染症に国境はない」し、「感染症は国境を変える」。

V．ジェンナーの贈り物

　奈良県立医科大学で微生物学を出張講義したウイルス学者加藤四郎によるエピソードがある。医学部学生（専門課程の1年目）に「ジェンナーを知っている人？」と聞いたところ、知っているのはクラスのわずかに2人だけであったという。

　エドワード・ジェンナーEdward Jenner（1749〜1823年）が人類に贈った「贈り物」は素晴らしい（図2.6）。その贈り物を享受した後世は、彼の人類への大きな貢献を忘れてはいけない。日中国交回復に当たって周恩来は中国のことわざを引用して「飲水思源」と言った。つま

り、「井戸の水を飲む人は、井戸を掘った人を忘れてはいけない」。

　ジェンナーは乳絞りの女性の間には、手にあきらかに牛痘にかかった痘が出るのに、その後天然痘にはかからないという経験的事実を知っていた。おそらくは、ジェンナー以前から、ことによると数世紀も十数世紀も前から知られていたことかもしれない。それを、博物学と医学の知識で考え、実験を組んだところが彼の優れた点である。ジェンナーの種痘の発明は、今の知識で言えば、ウイルス学的に天然痘ウイルスと近縁関係にある牛痘ウイルスの感染により、天然痘ウイルスに対しても免疫が獲得されるという免疫学的交差反応である。

　戦前の日本の教科書や偉人伝において、ジェンナーは最初にわが子に種痘を試みたとされ、より尊敬を集める形になっていたが、乳搾りの女性サラ・ネルムズにできた牛痘を近所のジェイムズ・フィップス（8歳）に最初に接種したのであり、わが子（次男）へはその後であった。しかし、牛痘接種に先立ち小疱瘡と呼ばれる軽症の天然痘を最初にわが子（長男）と2人の若い女性に接種している。この2つの事実が、後世混同されたらしい。この種痘法による天然痘の予防は1796年に完成した。論文は1798年に出されており、100年記念などという時には、どちらの年から起算するかで2年の誤差が生じている。私は、1976年日本（東京）で行われた種痘法発見200年の式典に参加した。式典では、秋篠宮殿下や駐日英国大使の挨拶があった。

　ジェンナーの業績に敬意を表して、フランスの細菌学者ルイ・パスツール Louis Pasteur（1822～1895年）は感染症に対する予防接種を Vaccination と名付けた。当時の学問用語であったラテン語で牝牛のことを Vacca と言うが、そこからの造語である。

　このジェンナーの種痘法の革命的な効果が、ひとびとに確認されるとたちまち世界中で採用されることになった。フランスでもすばやく採用されてナポレオン・ボナパルトがジェンナーに感謝状を贈っている。ジェンナーはこの方法が世界に普及すれば天然痘根絶の日が来る可能性についてさえ言及している。実際にほぼ200年後に、その予言が実現された。われわれは、ジェンナーを忘れてはいけない。

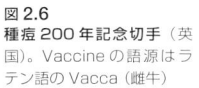

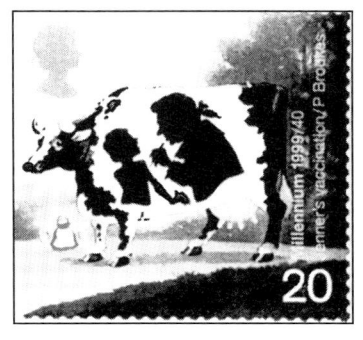

　短期間の感染症の流行（アウトブレーク）による最多の死亡者数は、

図2.6
種痘200年記念切手（英国）。Vaccine の語源はラテン語の Vacca（雌牛）

1347〜1351年のペストによる7500万人とされているが、人類の歴史全体を眺めた場合には、それは間違いなく天然痘である。ある特定の時期の大流行ではなく、人類史を通じて周期的に流行していた。18世紀のヨーロッパだけで、その100年間に6000万人が死亡したと推計されている。

Ⅵ．種痘法の伝来、緒方洪庵と種痘所

　ジェンナーの種痘の技術は、広東のイギリス商館医を通じて中国に早くも1805年には伝わっている。日本には、この年に中国で出版された漢訳本によりジェンナーの種痘法の知識が伝わった。しかし、この漢訳本が訓点、校閲されて日本で出版されたのは1841年のことである。長崎出島の通詞馬場佐十郎がオランダ商館のズーフから種痘法のことを耳にしたのは、中国への技術伝来よりも更に早い1803年であった。中国ルートであろうと、オランダルートであろうと情報は、現在のわれわれが想像するよりも当時としてはきわめて早く日本に届いていた。

　しかし、鎖国時代、封建制の束縛下、船しか交通手段のない時代にあって肝心の痘苗（とうびょう）が、手に入らない。痘苗は、現代風にいえば天然痘用の予防ワクチンのことである。痘苗を接種することを種痘と言うが、「苗」と言い、「種」と言い、植物学用語が使われている所が面白い。冷蔵庫・冷凍庫のない当時にあっては、種痘によってできた痘内の液体（痘漿）やかさぶたを次から次へと人間に植え継いで伝えて行くしか保存方法が無かった。つまり、人間の体内で増殖保存し、かさぶたなどで移送していたのである。しかも、それは、長崎であればはるかオランダから船でもたらされる。もちろん実際には、直接オランダからではなく、人から人へ植え継がれながらはるばる日本までたどり着いた。実際に長崎の通詞や医官たちは、痘苗入手の依頼を何度も出島のオランダ商館医にしているが、熱帯を通ってくるオランダ船内でウイルスは死滅してなかなかそれが果たせなかった。しかし、バタビヤ（今のインドネシアのジャカルタ）から来た船によって、ついに何とかまだ生きている痘苗が手に入った。これがモーニケ（Otto Mohnicke）によって公式にもたらされたわが国最初の痘苗である（1849年）。

　公式というのには意味がある。それ以前に択捉島（えとろふ）で番人小頭（こがしら）をしていてロシアに捕らわれてしまった中川五郎治（ごろうじ）が、送還帰国時の1812年にすでに持ち込んでいるとされるからである。彼は南北海道の松前藩と仙台以北で種痘を実施している。残念ながらその種痘法の普及は東北地域でとどまりやがて消滅してしまった。ところが、中川五郎治の使っていた痘苗の由来（天然痘すなわち人痘なのか、牛痘なのか）が明確ではな

い。驚いたことに、広島県の川尻浦久蔵が難破漂流した後、ロシアに流されそこから種痘を1814年に持ち込んでいる（吉村昭「花渡る海」中公文庫）。しかし、鎖国下の日本で、藩役人に疱瘡種（痘苗）を没収されて、種痘の伝播が無と消えた。昔も今も規則に極めて忠実でしかし広い見識に欠ける役人の性が極めて残念である。

　種痘の知識・情報の最初の伝来から実際の痘苗の公式入手まで、46年もかかっている。この46年という年月の長さには、幕府、藩役員、医者内部の争い（漢方医と西洋医）などの官僚制の阻害要因などの封建社会における問題や痘苗輸送の困難さという技術的問題があったとはいえ残念なことである。この遅れは、約200年前の問題に過ぎないといえるだけ、われわれは感染症に対する戦略的対応において成長していなくてはいけないだろう。

　痘苗がなかなか入手できなかった陰では、西洋医（蘭方医）の間で人痘種痘法（天然痘のかさぶたの粉末を鼻腔に噴霧して感染させる方法など）も行われていた。この方法は、ジェンナーの牛痘種痘法の開発までは中国をはじめ多くの国で試みられていた。しかし、これは実際に天然痘にかからせるものであり、死亡者も多かった。このように西洋医の熱意とネットワークができ上がって来た折に、待ちに待った痘苗がもたらされたので、その全国普及は早かった。多くの蘭方医が、血のにじむような苦労をして、この普及に貢献している。楢林宗建（1802～1852年、佐賀藩医、シーボルトの弟子、モーニケのもたらしたかさぶたを3人に接種して、その一人のわが子にのみ発痘し、そこから痘苗が全国へ伝播されて行った。わが国最初の種痘成功例である）、日野鼎哉（1797～1850年、楢林宗建から分苗を受けて京都で除痘館を開いた）、笠原良策（1809～1880年、日野鼎哉から分苗を受けて、痘苗を受け継ぐべき子供達をつれて雪の山越えをして福井に運び除痘館を開いた）、桑田立斎（1811～1868年、江戸で種痘。6万人に種痘を実施。蝦夷地において6,400人のアイヌへの種痘接種を行う）、長与俊達（1791～1855年、長崎大村藩で古田山に人痘種痘所を開く。牛痘入手後は、1850年一早く牛痘接種に切り替えた。公認種痘では1番早い）などである。

　中でも、普及を担った中心人物は大阪（当時は大坂）で適塾を開いていた緒方洪庵（1810～1863年）である。実施当初は、種痘をすれば牛になるという風評被害で苦しんだが、効果が幕府から認められて、やがて江戸に出て1862年西洋医学所の頭取となった。惜しいことに洪庵は、翌1863年病を得て急逝する。この西洋医学所は、当初は民間の種痘館「お玉ケ池種痘所」（1858年設立。伊東玄朴、桑田立斎などが設立に

尽力）であったが、1860年幕府直轄の種痘所となり、1861年西洋医学所、1863年医学所と改称されて、明治期に入って医学校（1868年）、そして東大医学部（1877年改編）へとつながって行く。

　このように日本の近代医学は、天然痘対策、広い意味では、感染症対策から始まっている。感染症対策こそ医学の基本であることは、感染症による死亡者の激減した現代にあっても変わらない。楢林宗建は現代風に言えば「予防医学は報われない」という意味の発言をしている。即ち、「人は個人で受けた恩には感謝するが集団で受けた恩には無関心でいる。また、災害を受けた際に助けに来てくれる人には感謝するが、予め災害を受けないようにしたり、災害が起こらないようにした人には関心を示さない。」（提供：北里大学中山哲夫）。種痘により天然痘の根絶へ向けて努力することは、別の面から言えば自分達「種痘医」を失業させることになる。また、病気を治すのは感謝されるが、それを未然に防ぐことには、患者の方に切迫感がなく、感謝のされ方も薄い。勿論、宗建たちは、予防こそ医師の本望と思って献身的にやっている。彼の言葉は、現代日本のワクチンに対する人々の心理的アレルギーの風潮とも関係しており、予防医学は大切で重要であるが評価が低いことを、150年前にすでに端的に説明している。地震そのものの実態解析の研究は盛んであるが、地震による被害者を少なくしようという地震予知研究は軽んぜられている現代日本の状況もまた同じである。幸いにも「ワクチンに対する人々の心理的アレルギー」の方は「新型インフルエンザ」の大流行などから軽減し、むしろワクチン必要論・期待論の方が盛んになりつつある。

　緒方洪庵の開いた適塾の門弟は入門帳に記載のある公式のものだけでも636人と大勢であり、医学のみならず明治の近代化に貢献した多くの人物を輩出した。適塾の名は、緒方洪庵の号の一つである適々斎から来ている。緒方洪庵に痘苗を分苗した福井藩の笠原良策（1808～1880年）は種痘の術式を述べた「白神記」を書いているが、白神（はくしん）はvaccineワクチンの音訳である。神の如き効果を発揮するワクチンに対する賞賛を込めた上手い漢字の使用例である。そ

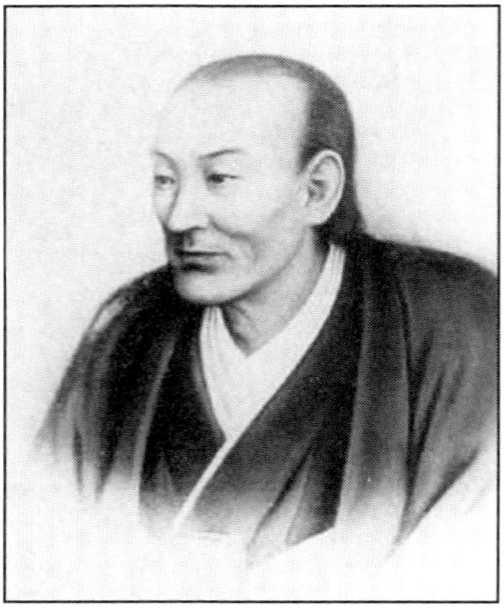

図2.7
緒方洪庵
1810-1863年
(Y.Mishima)

して、日本における種痘の先駆者の１人であった彼は、自らを「白翁」と号している。これは、痘苗を得るために長崎留学に赴く時に、たとえわれ　命死ぬとも　死なましき人は死なさぬ　道開きせん　と辞世の句を作った彼の、ワクチンに賭けた強い思いが伝わってくる号である。緒方洪庵も笠原良策も無料で種痘を行っている。中川五郎治の種痘は、彼の生活維持のために有料で行い、かつ、手法を秘密にし、普及の妨げとなった。種痘医たちは、ポリオワクチンの特許をとらずに普及させたSabinなどの精神をすでに100年前に体現している。

　幕末の種痘の普及に当たって、種痘の公式認可に関して保守的であった幕府や藩庁などとは異なり、民間の豪商達の先見性と積極的な援助には目覚しいものがあった。大阪の種痘所（後、除痘館と改称）の建設（1849年）に当たっては、両替商の大和屋喜兵衛が土地と建築費を提供している。京都の種痘所「有信堂」（1849年10月建設）では、現在も東京に店がある文具の鳩居堂の熊谷直恭（号蓮心）は閉鎖された除痘館にかわるべく、土地と資材を提供した。さらには自らも種痘の宣伝ビラを作成したり、種痘所で接種対象の子供が親近感を持てるようにと和菓子を与えたり、子供集め用に珍しい孔雀を飼ったりさえした。江戸の神田お玉が池の種痘所が建築（1858年５月）後わずか７カ月で神田大火で焼けた時には、銚子のヤマサ醤油の濱口梧陵は500数十両を寄付して種痘所を再建している（1860年）。

　この濱口梧陵こそは、彼のもう１カ所の本拠地である紀州広村（現：和歌山県有田郡広川町）で安政南海地震（1854年）の際に、自宅の稲叢に放火して、村民の多く（400人中370人が助かった）を津波から救い、かつ4,665両（現在の価値では約５億円）の私財を投じて、長さ600m、高さ５mの堤防を作り、崩壊した村落共同体を建て直し、村民を失業から救っている。

　時代劇では、強欲に書かれて悪役扱いされることがある江戸時代の豪商達の中には、実際は先駆的で社会に大きな貢献をした人達が多かったのである。現代の「豪商」たちにも、同じ精神を期待したい。

Ⅶ. 根絶宣言

　種痘が天然痘の予防に画期的であることはたちまち世界の認めるところとなり、多くの国が種痘を全国民に実施するようになった。それでも世界の国々の間では、貧富や衛生状態の差が大きく、種痘はすべての国、地域に行き渡る物ではなかった。

　WHOはDr. Viktor M. Zhdanov（当時、ソ連）が総会で天然痘の地

球上からの根絶という壮大なプロジェクトを提案している（1958年）。なぜ根絶か？　天然痘被害の大きさ、そして、根絶しない限り種痘の実施は永遠に続けなければならないからである。

　根絶できる感染症には、3つの条件がある。その条件を満たさないと極めて困難である。(1) 感染すれば必ず診断できる。それも肉眼的に明瞭な症状が必ず現れる。(2) その感染症を引き起こす病原体の自然宿主はヒトに限られること。狂犬病のように、多くの動物が感染する感染症においては、根絶は困難である。(3) 効果的で良いワクチンが存在する。天然痘はまさにこの3条件を見事に満たしている。Dr. Donald A. Henderson（米国）がこのプロジェクトを主導した。当初の作戦は、全員の種痘であった。しかし、人口密集地では、95％の接種率でも流行は止められなかった。それに全員というが、戸籍や住民票の無い地域でいかに全員を接種したと言い切れるのか。プログラムがスタートしても、その進捗はゆっくりであった。それは、国内だけではなく、国際的にもワクチン、その輸送体制、実施資金などが不十分であったからである。南米、アフリカ、南アジア地域では、流行が続いていた。

　1966年に至って、WHOの総会でプログラムの遅延を問題にしてこのプログラムの再評価を行った。そして、天然痘流行国とWHO地域事務局およびWHO本部に天然痘根絶本部を立ち上げるために新たな予算を組んだ。その結果本部では1967年に天然痘根絶本部が設けられたが（初代リーダーはDr. Henderson）、途中からこのプロジェクトのリーダー（天然痘根絶作戦本部長）となったのは、日本人の蟻田 功（元国立熊本病院長、元〈財〉国際保健医療交流センター理事長）である。

　新しい強化プログラムの開始に当たって、アフリカのベナンでの観察が役立った。天然痘の伝播は、濃厚接触者に限られるという観察結果であった。WHOは、集団（全員）接種計画を徹底的封じ込め作戦に変更した。すなわち、天然痘の患者を見つけた人に賞金を出すのである。当初は1米ドルでも患者は大勢見つかった。流行現地の人にとって1ドルは大金である。皆必死で患者を探した。患者が見つかれば、その周りを集中的にワクチン接種（つまり種痘）する。この患者の徹底的な免疫学的封じ込め作戦こそこの戦略成功のキーポイントであった。この戦術を繰り返して懸賞金を10ドル、100ドル、1,000ドルと上げて行くのである。最後の1,000ドルまで上げてももはや患者は見つからなかった。この患者が見つからない状態が2年続けば根絶とみなした。まだ天然痘が発生していた上記3地域において、南米では1971年ブラジル、南アジアでは1975年バングラデッシュ、アフリカでは1977年10月26日にソマリア

で、最後の患者発生となった。ソマリアのアリ・マオ・マーラン Ali Maow Maalin が、最後の自然発生の天然痘患者として記録に残った（図2.8）。

　当初、1975年に根絶に至ったと考えられた。しかし、当時エチオピアとの戦争状態にあったソマリアで戦争終了後に患者が見つかり根絶計画は2年遅れた。しかし、大勢のスタッフの努力の結果、根絶の日は来た。人類が初めて1つの感染症に対して勝利した輝かしい瞬間であった。ソマリアの例に見られるように、戦争は感染症を増やし、感染症対策を遅延させる。戦争のない平和状態があってこそ初めて感染症対策はできるのである。

　天然痘が種痘で根絶できるだろうということはすでに、ジェンナーが述べているが、実際にそれが実現できることとはまた別の話である。大村益次郎は言う「タクチーキ（戦術）のみを知ってストラトギー（戦略）を知らざる者は、ついに国家をあやまつ」と。WHOは種痘という戦術を、科学に基づく確かな封じ込めという戦略に生かし、そしてそれを粘り強く進めて、根絶を果たした。WHOのリーダーシップの下、人種、宗教、文化、国籍、国力の差を乗り越えた国際協力により達成された。

　成功の秘訣は3つあった。（1）ワクチンの品質保証。計画開始時には合格するワクチンが30％しかなかったが、WHOの品質検査で合格したロットのみを用いた。ワクチン接種には簡単迅速な二股針を使用した。（2）患者周辺の免疫作戦。（3）患者発生国への無償援助。これには必要な自動車、ワクチンなどが含まれた。この過程で50万人を動員し、総額1億ドルを投じている。しかし、天然痘から受けた人類の気の遠くなるような巨大な健康被害を思うとき、この1億ドルは何と廉価であったことか！　1979年10月26日（ソマリアの最後の患者症例のちょうど2年後）、WHOの現地調査機関である国際天然痘根絶委員会はケニアのナイロビにおいて天然痘の根絶を報告し、同日WHO事務局長から宣言された。

　WHOの天然痘根絶に署名したのは、国際天然痘根絶委員会（委員長：Dr. Frank Fenner、オーストラリア）のメンバーである。その署名の仕方は自由であったが、漢字で署名した委員が2人いる。1人は中国の委員で、もう1人が日本の多ケ谷勇である（当時、国立予防衛生研究所腸内ウイルス部長。現在の国立感染症研究所）（図2.9）。この天然痘根絶宣言は1980年1月の第65回WHO執行理事会で承認され、5月8日の第33回世界保健総会において正式に天然痘根絶が確認された。多

図2.8
最後の天然痘患者アリ・マオ・マーラン氏
1977年、ソマリア
(Fenner et al.)

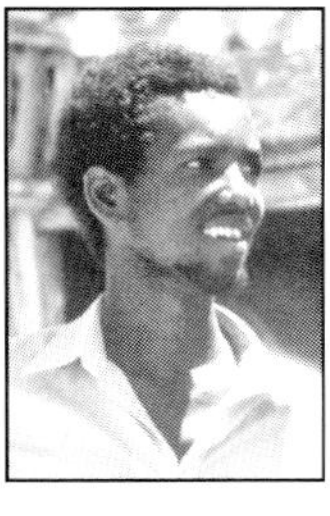

ケ谷勇は、その後白血病を患い、署名から間もなく在職中に亡くなった（1980年2月）。お香典はすべてご遺族から（社団法人）日本キリスト教海外医療協力会へ寄付された。当時、国立予防衛生研究所で隣の部に所属していた私にも、温厚で公平で理性的な先生の印象は深い。世界の感染症対策にささげられた生涯であった。

一方の蟻田功は、80歳を過ぎた今も元気に感染症対策に飛び回っている。私がMR（麻疹・風疹）ワクチンの導入のことでご相談した時に、日本語での会話にもかかわらず、メモを英語で採られていたことが、極めて印象的であった。

Dr. Fenner, Dr. Hendersonと蟻田の3人はこの天然痘根絶事業の達成で、日本国際賞を授与されている（1988年）。

Ⅷ. 根絶以後
1. バイオハザード

天然痘のソマリアにおける最後の症例の翌年（1978年）、実験室の感染により、天然痘の死亡例が出て、世界を驚かせた。英国Birmingham大学医学部の事故である。Medical Microbiology教室のHenry S. Bedson教授は根絶後も天然痘の研究を続けていた。ところが、その研究室ではない解剖学教室の写真技師の女性、Mrs Janet Parkerが天然痘を発症して、最終的に死亡した。実験室をつなぐ空気の管を経由した空気感染と考えられた。責任を感じた教授は自殺した。これらの事件の後、天然痘ウイルスの世界で2カ所への集約や廃棄の提案、（それ以前からあったが）物理的封じ込め実験室BSL-4（Biosafety Level-4）の整備が進んで行く契機になった。

2. ワクチニアウイルス——Vaccinia virusと遺伝子治療

ジェンナーが種痘に使ったのは牛痘である。この牛痘を痘苗として使うために牛や馬で増やし、何十年もそれを繰り返してきた。そして、ワクチンに使われたウイルスということで、ワクチニアウイルスと呼ばれるようになった。現代のウイルス遺伝子の解析からは、このワクチニア

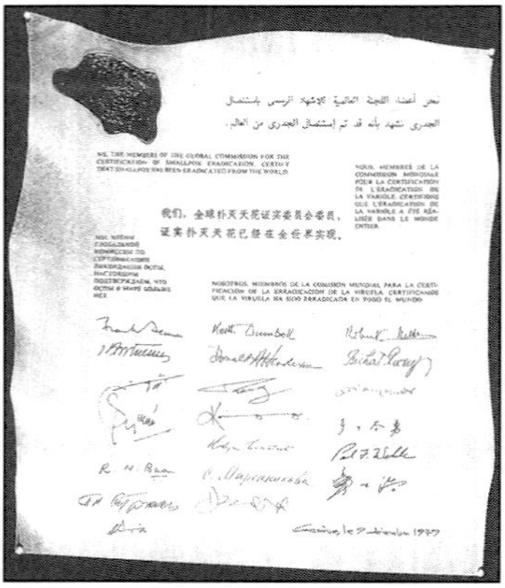

図2.9
全世界天然痘根絶宣言書
各国評議会メンバーの署名
（Fenner et al.）

ウイルスは、もとの牛痘ウイルスとは、かなり遺伝学的に異なることが分かり、今では牛痘ウイルスとは別のものとして扱われている。ジェンナーが種痘に用いたウイルスは、牛痘とワクチニアウイルスの両方があったのではないかというのが現在から見た推測である。現在では、このワクチニアウイルスを遺伝子の運び屋として使う遺伝子治療や、遺伝子組み換え実験に使われ、もとの種痘とは全くことなる目的で役に立っている。天然痘ウイルスではないので、人に対して安全性が高い。

3．バイオテロ

根絶された後、各国の天然痘ウイルスは廃棄されたり、冷戦下の2大勢力である米ソの2国へ集約化されたりした。研究機関としては米国はアトランタにある CDC、そして旧ソ連のものは、現在ではノボシビルスクにあるロシアの国立ウイルス学・バイオテクノロジー研究センター（VECTOR）であった。この2カ所の BSL-4 施設の中の超低温冷凍庫にしか天然痘ウイルスは存在しない。このわずか2カ所の保存ウイルスも廃棄されることになっていた。しかし、WHO はその廃棄予定を度々延期して現在（2013年）に至っている。

当時のソ連は崩壊して現在はロシアになったが、経済は悪化し研究者の生活も貧しくなり、給料の遅配さえ起こるようになった。その研究所の研究者が生活費を稼ぐために保存している病原体を秘かに売り始めたという事を、ロシアから1992年アメリカに亡命した生物兵器の研究者ケン・アリベック Ken Alibek が書いている。しかし、その真実は未だに不明である。天然痘ウイルスもいくつかの国やカルト集団に流れたという疑惑がたえず、その疑惑が冒頭の対イラク戦争時のブッシュの種痘接種のエピソードへと繋がる。2カ所に集中保管されて以降、天然痘ウイルスが他の地点から発見されたという事件は起きていない。

天然痘をはじめとして感染症の根絶は、人類の英知の輝かしい勝利である。しかし、根絶は結果的には人類の中からその病原体に対する免疫すら根絶してしまうことになる。意図的か、あるいはどこかに隠れていたその病原体が自然発生的に再出現した時には、人類に大災害が襲う事になる。つまり、バイオテロの脅威が増す。これが根絶の栄光の裏にある問題点である。しかし、その脅威がごくわずかにあるとはいえ、現実には人類が天然痘の被害から全く自由になったことは本当に素晴らしいことである。天然痘は、歴史上ひとつの病原体として最多の人類を殺してきた。近代的な統計が残る時代の日本の致命率は1876〜1955年（最後の患者発生年）で、27.2%である。われわれは、患者の1/4を死に至ら

しめる感染症から自由になったのである。

４．橋爪株

　ブッシュの種痘騒ぎで改めて脚光を浴びたのが、日本の橋爪壮（そう）（当時、千葉血清研究所）の改良したワクチン LC16m 8 株である。種痘に使われているウイルスは基本的にジェンナー時代と変わらない。種痘によってまれに脳炎などの重篤な副反応が出る事があった。世界にまだ死亡率の高い天然痘が流行している時代には、まれな副反応は相対的にさいなことでありほとんど問題にされなかった。しかし、根絶の日が近付くにつれて、わずかの副反応が問題にされるようになった。橋爪が改良したのが細胞培養による副反応の少ないワクチニアウイルス LC16m 8 株である。その通称橋爪株は完成し、1975年承認された。日本の貯蔵ワクチンは橋爪株で作られている。しかし、日本では1955年を最後に天然痘の国内発生の患者は無くなり、1973年と1974年にそれぞれ１例ずつの輸入例があったが、世界的にも根絶の最終段階に来ていた。1976年日本は、種痘を中止したので、橋爪株は使われること無く終わったかに見えた。まぼろしの業績である。現在の日本の備蓄ワクチンはこの橋爪株を使用している。

　2003年ブッシュ声明で約60万人に接種した中に、ニューヨークで３人が虚血性心疾患で亡くなり、13人に虚血性の症状が出た。米国の FDA（Food and Drug Administration 食品医薬品局）は心臓病患者には種痘をしないことを接種の注意事項に付け加えさせた。CDC は、1947年ニューヨークにおける全く同じワクチン株の種痘大量接種（600万人）の際に、心臓病で死亡した人の率は、接種者と非接種者との間で変わらないことを調べ上げて、今回の死者は、種痘とは無関係であるという論文を出した。こういう迅速な検討、論文発表の態度こそ日本が米国から学ばねばならない点である。

　この種痘死亡事件の前後から米国も日本の橋爪株へ関心を示した。しかし、接種計画は縮小され、米国では作られなかった。研究成果が現実の社会に役立つかどうかは、種々の要素に左右されるという１つの例である。日本は、当時の国家制度の制約などにより種痘の恩恵を受けるのが遅れた。しかし、天然痘の根絶計画の中では、多くの貢献をして来た。われわれ後世は、「井戸の水を飲むとき」ジェンナーのみならず、これら天然痘根絶に活躍した人々を忘れてはならない。

Ⅸ. 天然痘に関連する動物感染症

　ジェンナーが種痘に使った牛痘は、牛には常在せず、本来はネズミなどのげっ歯類が自然宿主らしい。そうだとすれば、牛痘はウシに原因を背負わせた誤称であったことになる。科学の進歩はいろいろな新事実を加えてくれる。

　天然痘に似ているサル痘は、サル類と密接な生活環境があるアフリカでは、ヒトにも時々感染するが、2011年1月17日、コンゴで患者114人、死亡5人が報告された。

　天然痘ウイルスはウイルスの系統樹からみてラクダからヒトに入った可能性が高いが、実際にヒトがラクダ痘に感染した症例が初めてインド北西部から報告された。ラクダ調教師とその助手ら3人に、丘疹、小水疱、潰瘍化などの臨床症状があり、最終的に、両手と複数の指にかさぶたが出来た。ヒト患者の検体からウイルスは分離できなかったが免疫学的方法でラクダ痘と診断された。この症例は2009年のラクダ（ヒトコブラクダ）の間での流行の際に起きたものである。ラクダでは痘瘡様病変は身体の毛がない部分に現れる。

Ⅹ. 教　訓

　人類と天然痘との関係は、人類という1つの種が天然痘ウイルスという1つの種に苦しめられ、そして戦ってきた地球規模で行われてきた1つの物語である。人類が、国籍、宗教、人種などの違いを超えて天然痘根絶に向かって一致協力してそれを成功させたことは、今猶、戦争、紛争、宗教などで争っている人類に対して、協力すれば未来を切り開けるという明るい可能性を示唆している。

第3章 「ペスト」
中世ヨーロッパを揺るがせた大災禍

Ⅰ．化石のような病気？カミュとシェイクスピアの描いた「ペスト」

　ペストは、現代に生きる我々にとっては患者発生を身近で聞いたことが無く、まるで「化石のような病気」である。
　アルベール・カミュに小説「ペスト」がある。アルジェリアのオラン市を襲ったペストに対して、医者、市民、よそ者、逃亡者などが皆で助けあいながら立ち向かう。ペストは終息したにもかかわらず、個々の人々の運命の決まり方は不条理であった。このペストのアウトブレイクが現実に起きたのかどうかを知らないが、カミュは人々のペストに対する不安を見事に書いている。この作品は1947年に出版されており、この得体の知れない病原体に対する闘いは、ある解釈によると、得体の知れない不気味なナチスドイツに対する不安と闘いを暗に描いているのだという。主人公が言う「このいまいましい病気め、かかっていない連中まで心は感染している」。感染症は、患者の症状のつらさ、流行した社会の悲惨さとともに、患者以外の健康者を含めたその社会の構成員全体の心理的な不安・社会的な不安が大きい（時には、その方がより大きい）ことを見事に言い表している。
　一方、シェイクスピアは「ロミオとジュリエット」で、イタリアのペストを書いた。仮死状態を演出することになったジュリエットの手紙をロミオに運ぶ役割をゆだねられた修道士が、道すがら乞われてある病人のもとに立ち寄るが、その病人がペストであることが判明し、町は大騒ぎになる。感染の拡大を防ぐため、町の人々によって病人と一緒に修道士は家の外から戸や窓に釘を打たれて、中へ閉じ込められてしまう。こうして足止めを食らった結果ロミオに手紙を渡すことができなかった。そして、それが主人公2人の悲劇的な死へとつながって行く。この作品ではペストが、作品の構成上隠れた重要な要素になっている。イタリアが舞台のこの戯曲はイギリスで1595年に初演されているが、当時のロンドンでは1592年に、ペスト流行のために劇場閉鎖が行われたほどであり、ペストの衝撃的な経験が聴衆に身近なリアリティーを以って悲劇性を効果的に訴えたものと思われる。
　シェイクスピアの約250年前、1347～1353年に史上最大規模で流行し、ヨーロッパ全人口の約3分の1が死亡したといわれているこのペス

トは、なぜ、現代から見れば想像を絶するほどの規模で当時大流行したのだろうか？

II．ペストの歴史
1．ペストは本来ネズミの感染症

ペスト菌 *Yersinia pestis*（図3.1）は、仮性結核菌 *Yersinia pseudotuberculosis* から1500年～2万年前に分かれたものとされているが、この菌はペスト菌に比べてヒトへの病原性は低い。

ヒトのペストは、齧歯類の間で繰り返されている通常のペストの感染サイクルの袋小路の1つにすぎない。すなわち、感染様式は、ネズミ→ノミ→ネズミが本来のサイクルである。ヒトの大流行期にはネズミ→ノミ→ヒト→ノミ→ヒトと考えられる。

ペスト菌常在地域に近づいたハンターやきこりがノミを介して罹ったり、時には、地震や水害などによる環境の悪化に伴い、森林原野の野ネズミが田畑や人の居住地域まで移動してきて、家ネズミ（クマネズミやドブネズミ）やヒトにまでペストを伝播する。このペストが野ネズミから家ネズミであるクマネズミ *Rattus rattus* に広がったときに歴史時代の流行が起こった。クマネズミは、船舶、家屋、倉庫などヒトと接触する場所に好んで住む傾向がある。ペストの流行に先立って多数の家ネズミが死亡し、ネズミの約10%が感染した頃にヒトのペスト流行が始まるといわれている。

人間に対して感染力が高いノミはケオピス *Xenopsylla cheopis*（図3.2）で、家ネズミに寄生するノミである。このノミは貪食で頻繁に、特に人間を好んで吸血するため、ヒトペストの流行に大きくかかわっている。今では全く使われない漢字で

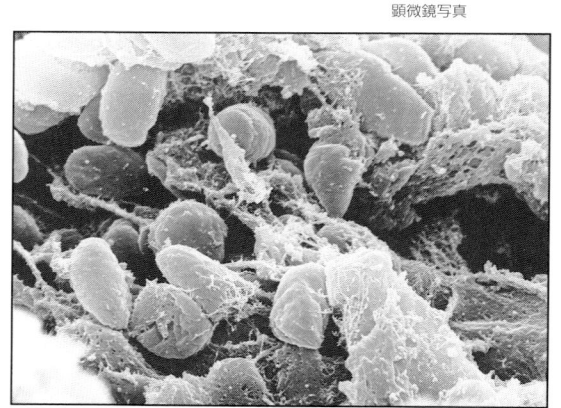

図 3.1
ペスト菌の走査型電子顕微鏡写真

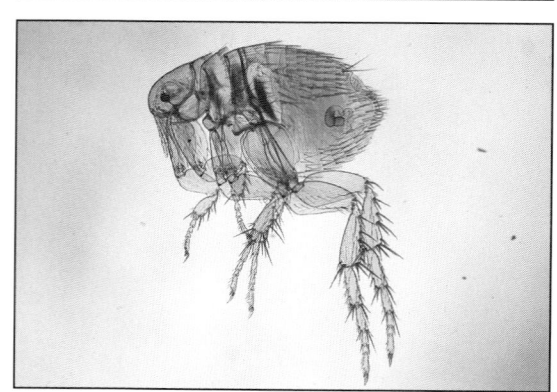

図 3.2
ケオプスネズミノミ（国立感染症研究所昆虫医科学部）

あるが、ペストは病垂れにねずみと書く。この漢字からわかるように他の古代国家と同じように中国でもペストはネズミが媒介することはかなり早くから知られていた。

ペストは旧世界、すなわちユーラシア大陸やアフリカでの病気とされており、新大陸には輸入されるまでは、存在しなかった。

古代エジプトのミイラの肺と肝臓にペスト菌が発見されている。また、古代エジプトの石切り場でペストが猛威をふるった時には、その場所を立ち入り禁止にして、中のものが全員亡くなるのを待ったとさえ書かれている。安息日 Sabbath の語源はエジプト人が Sabbatosis という語に由来しており、それは、鼠径部のリンパ腺（腺ペストでは、鼠径部のリンパ腺が腫れ上がる）ことを指しており、すでにエジプトにペストがあったとギリシャ人のアピオンが述べている。モーゼの「出エジプト」のとき、イスラエルの民は6日間は移動できたが7日目は動けなかった。それは、鼠径部のリンパ腺が腫れてその治療に日を要したからであると言っている。したがって7日目が安息日になった！　この説が正しければすでに3300年前のエジプトにはペストが流行していたことになる。フラビウス・ヨセフス Fravius Josephus（37〜95年？）が、この語源説に反論している書物があるので、当時のペストの存在が今に知られている。

ペスト菌には3種類の亜種が知られ、そしてそれぞれが歴史上有名なペストの大流行の原因となった。即ち、Antiqua は541年に東ローマ帝国から始まった大流行を、Medievalis は14世紀のヨーロッパでの大流行を、そして Orientalis は中国雲南省で1855年に始まった大流行を、それぞれ引き起こしている。また、現在局地的な流行をしているペストの大部分はこの Orientalis によるものである。

図3.3
「ユスティニアヌスの斑点」におののく人々

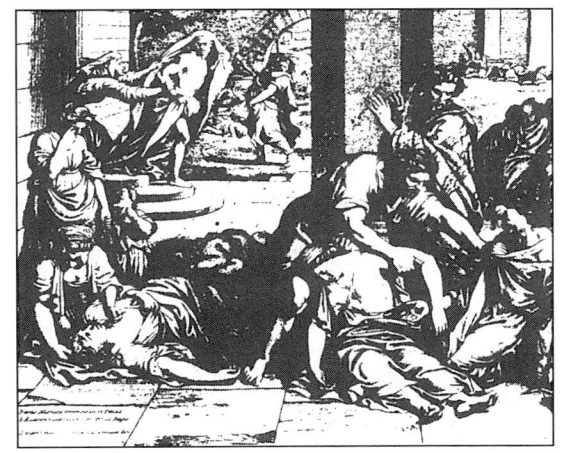

2．東ローマ帝国での流行（第1回の世界流行）

ヨーロッパで最初に記録に残っているペストの流行は、541年東ローマ帝国ではじまった。その時代は皇帝ユスティニアヌス（在位527〜565年）の治下であり、また彼も感染したことから「ユスティニアヌスの斑

点」と呼ばれた（図3.3）。現代の病態分類では腺ペストにあたると考えられている。この時の流行では、エジプトのペルーシウムからパレスチナへ、次いでコンスタンチノープルへと伝播した。さらに東ローマ帝国全域から、542年には旧西ローマ帝国（476年に崩壊している）の地域にまで広がった。イギリス諸島には547年に、フランスには567年に侵入。ヨーロッパ、近東、アジアで、発生の最初から数えて約60年間流行を続け、農業が停滞したため飢饉の原因にまでなったとされ、合計で数十万人の死者であったという。流行の最盛期には、コンスタンチノープルで、毎日5,000人から1万人もの死亡者が出た。ユスティニアヌス自身の症状は数カ月で回復したが、その影響で、ガリア（今のフランス）やイギリス諸島への侵略計画を放棄せざるをえなかったという。コンスタンチノープルでは、製粉所とパン屋が農業生産能力の停滞により操業停止に追い込まれている。

　イタリアのローマ市に円形の天使城（Castel Sant'Angelo）がある。590年、時の教皇ペラギウス２世（Pelagius Ⅱ）がペストで亡くなり、その後を継いだグレゴリオ１世（St Gregory Ⅰ）がこの城に天使が舞い降りたのを見て、ペストの流行が鎮まる合図であると予感したことから付けられた名称である。このグレゴリオ１世の時代にグレゴリオ聖歌が誕生している。

　正確な記録があるイギリスでは、547年以降にも、664年、672年、679年、683年と繰り返し流行があった。

３．モンゴル軍の大移動が引き金となった中世ヨーロッパでの大流行（第２回の世界流行）

　この流行には、軍事行動による人の大量移動がペスト流行の背景にあった点が、11世紀と14世紀の２つの流行で共通している。

　1032年にインドからペルシャに広がった流行があったという。少し遅れて1095年の教皇ウルバヌス２世の呼びかけによる第１回十字軍（1096〜1099年）があり、パレスティナからの十字軍の帰還船が、クマネズミを運び、その結果としてペストをヨーロッパに持ち込んでいる。十字軍は、第２回1147年、第３回1191年にも、クマネズミをペスト菌と一緒に船でヨーロッパに運んでいる。

　そして、14世紀には全ヨーロッパにまたがる大流行が発生した。この背景にはモンゴルのユーラシア大陸を横断する版図の拡大がある。バトゥに率いられたモンゴル軍は、破竹の勢いで東方のモンゴルから遥かヨーロッパに到達し、1241年にはポーランド（ワールシュタットの戦

い）やハンガリー（オーフェンの戦い）にまで侵入している。1243年にはウクライナ、ロシアから中央アジア北部にかけてキプチャク汗国を、また、1258年には中東から中央アジア南部にかけてイル汗国を建国している。このモンゴル軍の東西の移動や、それに続くモンゴル帝国支配下でのユーラシア大陸東西の交易が盛んになったことが、この大流行の背景にあると考えられている。

　ヨーロッパに先立ちペストは中国で大流行している。1333年に旱魃と飢饉が襲っており、それに続いて1334年に杭州で大量の悪疫死亡があったが、これがペストであったと考えられる。このペストは、おそらく天山北路を通過して西へ伝播して行った。

　1347年10月、ペストは中央アジアからイタリア、シシリア島のメッシーナに上陸した。ヨーロッパに運ばれた毛皮についていたノミが媒介

図3.4
ヨーロッパにおけるペストの伝播。

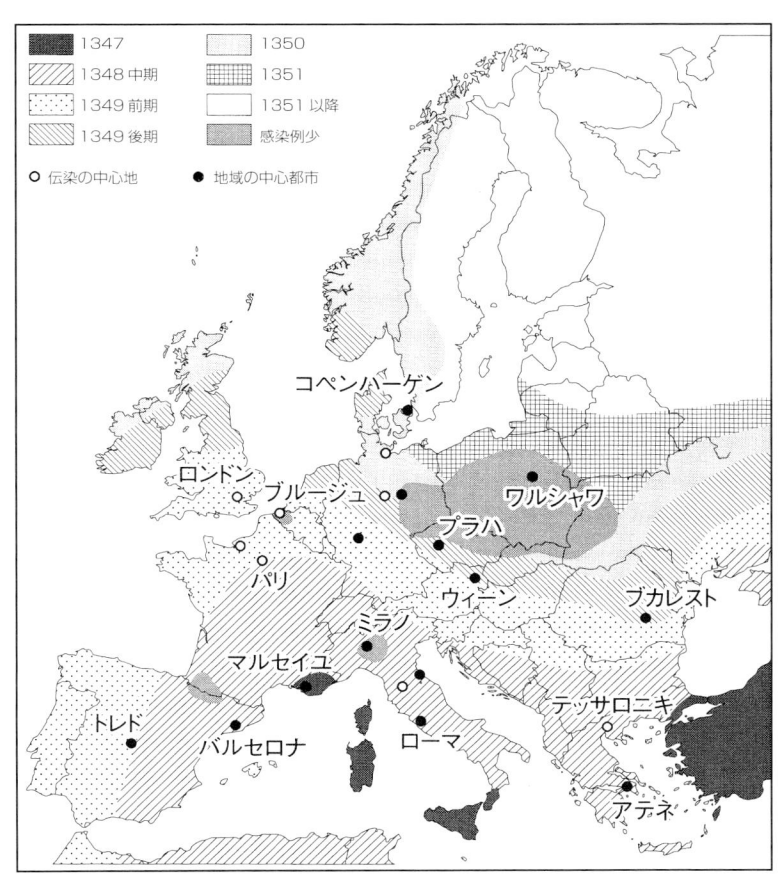

したとされている。ノミは通常、飢えに強い昆虫なので数カ月吸血しなくても、生存可能といわれている。毛皮だけではなく、クマネズミもモンゴル軍や交易に従って中央アジアからヨーロッパに移動したといわれている。ペストは致死率が高いから、戦争の際の敵の攻撃手段としても使われた人類史上でもっとも古い生物兵器だった可能性がある（英国軍が1755～1763年フレンチ・インディアン戦争で天然痘をインディアンに用いたよりも古いことになる）。具体的には1340年代、モンゴルがクリミアを侵略した際に、彼らはカッファの城内に、ペストで死んだ人間の遺体を投げ込んだという。その後、城内にペストが広がったのかどうか、また、広がったとしてもこの投げ込まれた死体由来なのかどうか、不明である。ただ、ペスト菌は死体、巣穴、土壌中で6カ月以上も生存し、動物に感染できるとされている。

　1348年にはアルプス以北のヨーロッパにも伝わり、14世紀末まで3回の大流行と多くの小流行を繰り返し、猛威を振るった（図3.4）。正確な統計はないが全世界で8,500万人、当時のヨーロッパ人口の1/3から2/3、すなわち約2,000万から3,000万人が死亡したと推定されている。フィレンツェ（イタリア）は6万、ストラスブール（フランス）は1万6千、バーゼル（スイス）は1万4千、パドヴァ（イタリア）は2/3、ヴェネツィア（イタリア）は3/4の住民を失った（図3.5）。そして2,000の村と農地において人口が激減し、ヨーロッパの社会、特に農奴不足が続いていた荘園制に大きな影響を及ぼした。

　地中海の商業網にそって、ペストはヨーロッパへ上陸する前後にイス

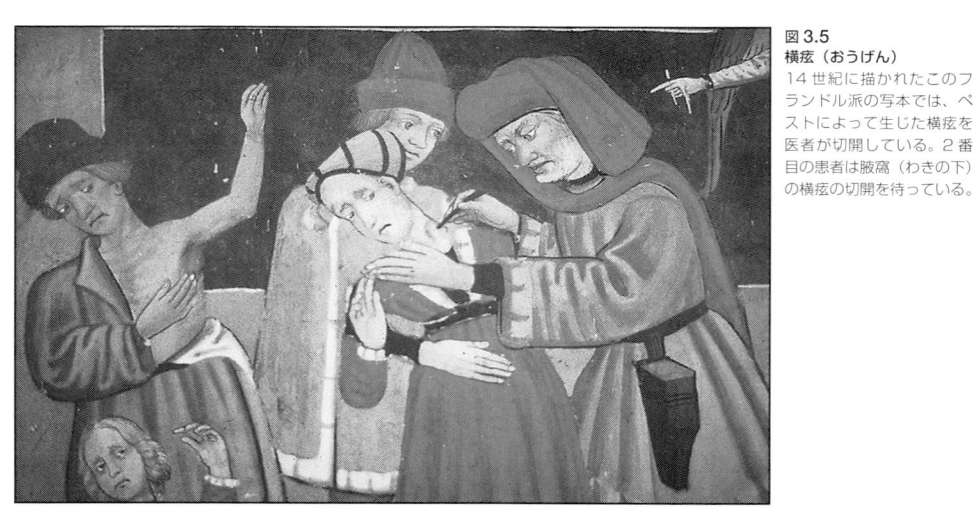

図3.5
横痃（おうげん）
14世紀に描かれたこのフランドル派の写本では、ペストによって生じた横痃を医者が切開している。2番目の患者は腋窩（わきの下）の横痃の切開を待っている。

ラム世界にも広がった。当時のエジプトを支配し、紅海と地中海を結ぶ交易をおさえて繁栄していたマムルーク朝（1250～1517年）では、このペストの大流行が国家を衰退へと向かわせる一因となった。

■社会への大きな影響――変革への引き金

イギリスでは労働者の不足に対処するため、エドワード3世がペスト流行以前の賃金を固定することなどを勅令で定めた（1349年、この年ロンドンだけでペストで5万人が死亡）ほか、リチャード2世（在位1377～1399年）の頃までに、労働集約的な穀物の栽培から人手の要らないヒツジの放牧への転換が促進された。こうしてペストは主として農村における人口減という過程を経て、ヨーロッパの農業形態まで変え、農奴から小作農への切り替えが進み、農民の地位が向上することに繋がった。多くの農地が無料にもなり、小作農と労働者という新しい社会階層を誕生させることになった。

また、当時の教育は少数の学者に依存していたが、ペストでの被害者もこれらの学問の長老に多かった。ペストによる学問の衰退を逃れるために、イギリスのケンブリッジ大学の3つのカレッジ（単科大学）とオックスフォード大学の2つのカレッジが設立されている。また、イギリスでは1066年のノルマン人による征服以降、フランス語が教育用語になっていたが、フランス語を教える多数の教師たちもペストで死亡し、イギリスでは次第に自国語である英語の教育が盛んになってくる。あとに述べる「英語による」チョウサーのカンタベリー物語の誕生はペストの間接的な影響である。

■検疫のはじまり

病原体こそ未だ発見されていなかったが、公衆衛生学的には画期的な進歩がこの時期にあった。それは検疫を行って水際で食い止めるという方法である。疫病がオリエントから来た船から広がることに気づいたヴェネツィア共和国は、船内に感染者がいないことを確認するため、疫病の潜伏期間に等しい40日の間、疑わしい船をヴェネツィアやラグーサ港外に強制的に停泊させるという法律を作った（1377年）。検疫は英語で quarantine というが、イタリア語のヴェネツィア方言 quarantena および quarantagiorni（40日間の意）を語源としている。時間感覚が今よりはゆっくりしていた当時であったとはいえ、40日という日数は途方もない長さである。この検疫は、実施場所の主力が海港から空港へ替わったとはいえ、現代でも感染症対策の手段の一つとして残っている（病原体により、その有効性は異なる）。ヴェネツィアの検疫も最初は30日間だったが、間もなくそれでは短すぎるということが分かり40日に変更さ

れた。検疫制度が重要であることは最初の制定から約250年後の1629年10月にミラノにペストが到達した時に明らかにされた。それは、1630年3月にミラノでカーニバルが開かれた際に検疫の条件を緩和した結果、ペストが再発し、最盛期には1日3,500人の死者が出たことによる。当時は正確な細菌学的な検査は当然ながら行われていないので、当局がこの40日の間に何を期待していたのかは不明である。最低限、患者が1人も出なかった場合には、ペストに関して問題がない船であるという証拠になる。

■ペストの縮小

1727年、ドブネズミ *Rattus norvegicus* がロシアのボルガ川を東から西へ大集団で移動しているのが観察されている。この後、ヨーロッパにドブネズミがひろがり、200年後の20世紀前半までに先住ネズミであったクマネズミがほとんど追い出されてしまった。このとき以来、ヨーロッパではペストは大きな流行病でなくなった。というのは、ドブネズミは下水や屋外に住み、ヒトと密接な接触を持たないからである。なお、日本へのドブネズミの侵入も江戸時代である。つまり、ネズミの大規模な移動か、交易などによりヒトの手によって運ばれる個々のネズミのいずれかにによってペストは引き起こされてきた。

4．それ以降の流行

1592～1593年のロンドンにおける流行は先に述べたが、その後も、ペストは17～18世紀頃まで何度か流行している。1663年にオランダで、1664～1665年にはロンドンで流行し、ロンドンでは約7万人が亡くなった（Great Plague of London）。後にダニエル・デフォーは「疫病の年」（A Journal of the Plague Year、1722年、平井正穂訳「ペスト」中公文庫）で当時の状況を描いている。

また、1713年オーストリアで10数回目のペストの流行が起き、8,000人死亡という。カール6世（女帝マリア・テレジアの父）が、ペスト撲滅（その年）を祈願して、ウィーンにカールス教会（Karlskirche）をつくった。教会の天井に聖人カール・ポロメウスがペストを鎮めるという巨大な画がある。これは天然痘鎮圧の奈良の大仏の場合と全く同じ構造である。近代医学発展以前には、悲惨な感染症に対してひたすら神様仏様に祈るしかないのは、古今東西同じであった。

フランスでは1720年にマルセイユで大流行（Great Plague of Marseille）した。エジプト遠征中のナポレオン軍が1799年にペルーシウムでペストに感染して、それをシリアに持ち込んでいる。ペルーシウム、

アレキサンドリア、コンスタンチノープルなどの地点は隊商や貿易船の中継地であるので、期せずしてペストの配送センターの役割をはたしていたことになる。ペルーシウムは542年の東ローマ帝国の時と同じように再びペストの拡大の中継地になったことになる。

しかし、集権化にともなう防疫体制の整備と衛生状態の改善から、これ以降の大流行はヨーロッパでは減少した。他にも、前述のクマネズミからドブネズミへの勢力交代もペストの減少と関係している。こうして先進諸国では19世紀までに大流行はほとんど見られなくなった。

5．第3回の世界流行

1855年中国雲南省でイスラム教徒の清朝政府への反乱とそれに続いた難民の移動があった。その移動と混乱の中でペストが発生した。それは1894年には香港や広州に広がった。後にペスト菌が発見されたのがこの1894年の香港での流行である。広州の死者は8〜10万人と推定されている。南中国の港から船に乗って全世界に広がって行き、アジアやアメリカ大陸に患者が多く発生した。インドでの死者が多く、最多の1907年には、インドだけで131万人の死亡が報告されている。全世界では、1903〜1921年でペスト死亡は1,000万人と推定されている。そして、これが最後の世界的大流行になった。

図3.6
実験中の北里柴三郎
(「生誕150年記念　北里柴三郎」北里研究所 2003)

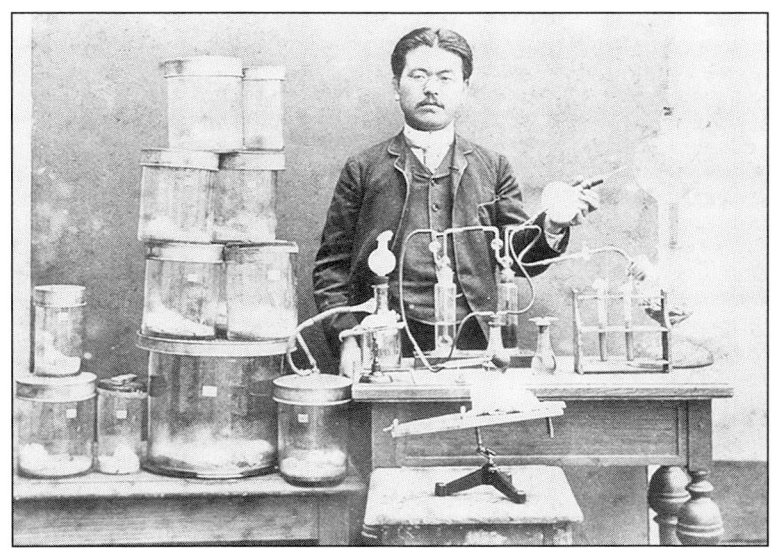

6．日本への輸入は明治時代

　日本では、1899年（明治32年）に流行地の中国から侵入したのが初のペストである。翌年から東京市（現在の23区）は予防のために一匹あたり5銭で鼠を買上げた。本来日本国内にはケオピスネズミノミは生息せず、したがってそれ以前には日本にはペストはなかったとされている。ペストが日本に侵入してから27年間に大小の流行が起こり、合計ペスト患者2,905人（死亡2,420人）が発生した。しかし、日本がペストの根絶に成功したのは、ペスト菌の発見者である北里柴三郎や、彼の指導下でダイナミックに動いた当時の日本政府のペスト防御対策（特に、ペスト保菌ネズミの撲滅作戦）にある。お陰で、ペストが、家ネズミから撲滅不可能な山野の齧歯類に伝播するのを阻止できた。その結果、1926年以降、今日までペスト患者は出ていない。

　東京の渋谷区広尾に祥雲寺があり、その境内に鼠（ネズミ）塚と呼ばれている碑が立っている。これは、1899年に中国から侵入したペストが東京市で流行した1900〜1901年に、ペストの防疫対策としてノミを運ぶネズミを賞金をつけて大量に捕獲して殺したが、それらのネズミへの慰霊碑である。寺社にある鼠の像や絵は、一般に大黒天（大国主命と同一視された）の使いとされ、五穀豊穣の象徴としてあがめられているが、この祥雲寺のネズミ塚は、慰霊碑という点で極めて珍しい。

　北里は、研究者としてのみではなく、医療行政家としても極めて優秀であった（図3.6）。1899年、北里の建議によって開港検疫法にペストが病原体として追加されている。この時、検疫医の選考に北里自らがあたり、その一人として野口英世を採用している。われわれ日本人がペストという言葉に対して実感が全く湧かない原因は日本での流行期間が短く、流行規模や被害も小さかったことによるのであろう。しかし、日本のペスト根絶への北里の貢献を忘れてはならない。

図3.7
死の舞踏
Michael Wolgemut
1493年

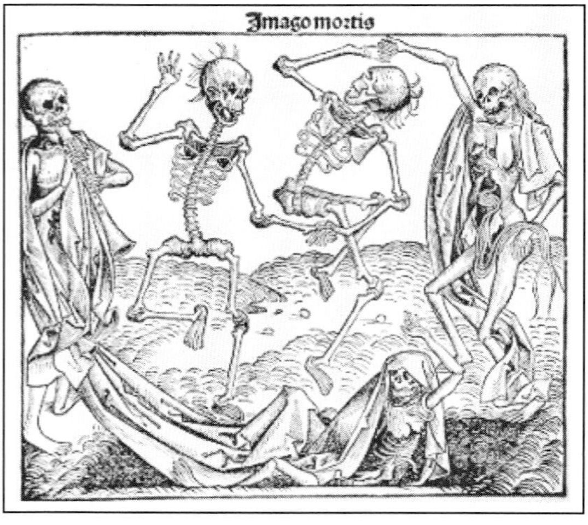

Ⅲ．ペストに伴うヒトの心理と行動

1．デカメロン（そしてじゃじゃ馬馴らし）への逃避行動

　人口の1/3が亡くなるような、それも目に見えない病原体が原因であ

る恐怖の環境（黒死病＝ペスト）（図3.7）におかれると、人々の心理としては、(1) 刹那的な欲望の追求や浪費に身を持ちくずすか、(2) この悪疫が神からの試練であると考えて懺悔して神仏に頼るか、(3) 犯人を仕立て上げて迫害するか、などになる。(1) の代表例として現実逃避し、こっけい話や男女の色話に耽る「デカメロン」の出版がある（図3.8）。シェイクスピアの「じゃじゃ馬馴らし」（1594年初演）も、時代は後になるとはいえ、当時イギリスで流行のペストの恐怖を忘れさせるどたばたな色話であるという説さえある。

　デカメロンはジョヴァンニ・ボッカッチョによる物語集で、ダンテの神曲に対して、「人曲」とも呼ばれる。書名はギリシャ語の10日（deka hemerai）に由来している。1348年に大流行したペストから逃れるためにフィレンツェ郊外の別荘に引きこもった男3人、女7人の10人が退屈しのぎの話をするという趣向で、10人が10話ずつ語り、全100話からなる。内容はユーモアと艶笑に満ちた恋愛話や失敗談などで、「アラビアン・ナイト」などから影響を受けている。そして、この作品が次にイギリスの詩人ジェフリー・チョーサーの「カンタベリー物語」やマルグリット・ド・ナヴァルの「エプタメロン」（7日物語）などに影響を与えている。「デカメロン」は、ラテン語ではなく自国語のイタリア語で初めて書かれたものであり、イタリアの散文芸術の発生だとされ、また、古典古代以来初めて、現在の事件を描いたとされる。ペスト、結核を始め、感染症は社会、経済のみならず文学史へも大きな影響を及ぼしている。

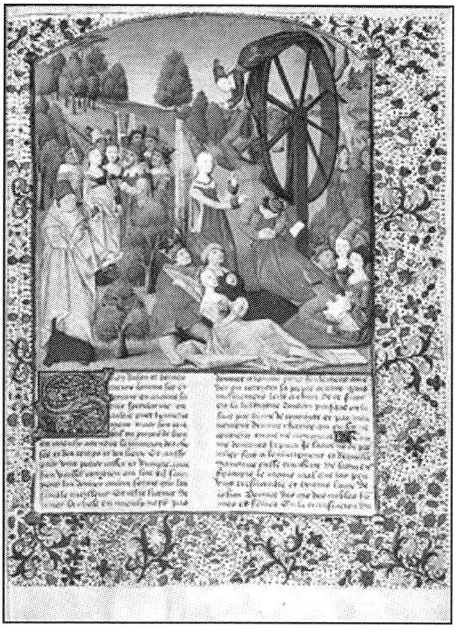

　また、(2) の代表例として、自分の体を自分で鞭打つというむち打ち苦行者の宗派がとくにドイツで復活し、1349年に広がり、教皇クレメンス6世（在位1342〜1352年）が禁圧するまで流行した。これは神仏に祈るという行動の禁欲的現われである。ペストは祈祷では回避できなかったし、当時医療行為も担っていた聖職者達もペストに対して全く無力であり、次

図3.8
デカメロン
1348年のペスト流行時が舞台。

第に正統的な教会組織に対する幻滅の感情が芽生えた。ペストによってもたらされた個人的な宗教的熱情の最終結果が宗教改革である。つまり、教会の威信や権威は失墜したが、神との親密で個人的な関係は却って深まって行ったことになる。時代的に言えば、改革者フスの火あぶりが1415年であり、ジャンヌ・ダルクがローマ教会から魔女の宣告を受けて火あぶりになったのが1431年、マルチン・ルターの宗教改革の開始（95か条の意見書）が1517年である。教会の聖職者が行ったペスト対策が何も役に立たなかったことから、ローマ教皇は、感染の原因を発見する目的で死体を解剖する許可を与えた。それがベルギーのアンドレアス・ベサリウスの解剖書「人体の組み立てについて」（1543年）につながり、近代医学の夜明けになって行く。

　（3）の代表例としてユダヤ人の迫害がある。ユダヤ教徒にはペストによる犠牲者が少なかったとされ、ユダヤ教徒が井戸へ毒を投げ込んだ等のデマが広まり、非ユダヤ教徒からの迫害や虐殺が行われた。ユダヤ教徒に被害が少なかったのは教義に則った生活のためにキリスト教徒より衛生的であったからであるというが、比較衛生学的な実態は不明である。パニック状態に突然出くわした人々の中では、日ごろは潜在的であった自らの集団とは異なる集団に対する恐怖感や警戒心が拡大されてくる。関東大震災（1923年）の混乱の中で、朝鮮人が井戸に毒を投げ込んで廻っているという噂が流され、多くの朝鮮人が自警団などに殺害された。

　ペスト流行時の中世ヨーロッパでのユダヤ人殺害と関東大震災後の朝鮮人殺害とは、同じ心理的なパニックによる（朝鮮人殺害に関しては、震災後の混乱の責任の追求を回避したい政府側から意図的に流されたのではないかという説さえある）。いずれにしても、パニック状態における冷静な反応がいかに困難であるかの2つの例である。政府は、的確な情報を把握してそれを広く流し、少しでも冷静な行動へ導くようにしなければ同じことが再発するであろう。人々の理性は冷静であろうとしても、人々の恐怖心は、簡単に理性をも踏み潰してしまうからである。

　この黒死病の時代、ユダヤ人は特に南ドイツで迫害され家を焼き打ちされた。マインツだけで、12,000人が、焼き殺されたという。1348年には、ジュネーブでもユダヤ人虐殺が起きた。貴族と市当局はユダヤ人に対して大きな負債を抱えていてペストは貴族や市当局に彼らが軽蔑していた債権者ユダヤ人を取り除く利己的で絶好の機会を与えたことになる。さらにはユダヤ人を保護しようとしたキリスト教徒も一緒に処刑された。こうしてユダヤ人は、ポーランドやリトアニアに逃げ込んだ。し

かし、そこで何とか生き延びていた彼らの子孫は、600年を経てナチスによるさらに過酷な仕打ちを受けることになった。ユダヤ人をスケープゴート（しょく罪の山羊）とする考え・傾向はヨーロッパ文化圏においてイエス・キリストの礫刑以来、ナチスドイツの600万人というホロコースト（大量虐殺）に至るまで2000年間断続的に続いている。ユダヤ人のいなかったライプチヒやマルデブルグなどでは、死のイメージが強い墓堀人が罪人に仕立てられた。

２．ハメルンの笛吹き男と魔女狩り

　ハメルンの笛吹き男というグリム童話にも書かれた有名な民間伝承がある。これがペストと関係有るのではないかと私（著者）は強く思っている。まず良く知られている物語の概要を記す。1284年、ドイツのハメルンに「鼠捕り」を名乗る色彩豊かな衣装をまとった男がやって来て、報酬と引き換えに街を荒らしまわるネズミの駆除を持ち掛けた。ハメルンの人々は男にネズミ退治の報酬を約束した。すると男は、笛の音でネズミの群れを川におびき寄せ、残さず溺れ死にさせた。しかし、ハメルンの人々は約束を破り、笛吹き男への報酬を出し渋った。怒った笛吹き男は、笛を吹き鳴らし、ハメルンの子供達を街から連れ去った。130人の少年少女が笛吹き男の後に続き、洞窟の中に誘い入れられた。そして、洞窟は内側から封印され、笛吹き男も洞窟に入った子供達も二度と戻っては来なかった。子供失踪事件について最も広く支持されている説は、子供たちは東ヨーロッパの植民地で彼ら自身の村を創建するために、自らの意思で両親とハメルン市を見捨てて去ったという説である。この説は、Querhameln（ハメルン新地）のような、ハメルンと東方植民地周辺の地域それぞれに存在し対応する地名によって裏付けられている。この説では笛吹き男は、運動のリーダーであったとされている。

　さて、ペストがネズミによって運ばれる病気であることはすでに知られていたはずである。この街を荒らすネズミの害とはペストのことではなかったのか？　ネズミが超音波も含めてある波長の音（例えば、笛の音）によく反応することは現在の実験で判明している。根幹であるこどもの失踪物語を基に、1559年頃にそれに先立つネズミの集団発生が初めて追加されており、それ以前の記録ではネズミは登場しないという。このネズミの話の部分はペストの大惨禍の記憶によって追加されたものではないかというのが私の考えである。

　また魔女狩りとペストとの関係が取りざたされることがある。それは、中世ヨーロッパでは、魔女狩りによって、魔女の手先とされていた

猫を大量虐殺した。そのためにネズミが大発生し、ネズミによって運ばれたペスト菌によってペストが大流行してしまったという説である。しかし、ヨーロッパでペストが大流行したのは魔女狩り（17世紀）が頻繁に行われた時よりも300年も前である。魔女もペストも目に見えない得体の知れないものであり、これはその2つが結びついた架空の説であろうと思われる。ユダヤ人狩りと似た心理状況であったのであろう。ただし魔女狩りについてはペスト禍が去った後、欧州社会が激減した人口を何とかして急速に回復させようとした方策のひとつであるという別の説がある。前説がペストの原因を魔女とその手先の猫であるとして殺したのに対して、後説はペストの結果から伝統的に避妊、堕胎、嬰児殺しの専門的知識を有し、かつ実践していた産婆を魔女として排斥しようとした、とする説である。

　医学が進歩してペストの病原体もわかり、診断法や治療法もあるわれわれは幸いである。それでも、神仏祈願、逃避や魔女狩りはパニック状況の中に放り出された人々には強い動機となることがあり得る。病原体、診断法、治療法、公衆衛生対策などがほとんど分かっていた「新型」インフルエンザ2009年の時でさえそれが、部分的に出現した。行政担当者や公衆衛生関係者は、常に迅速で正確な情報を流し、民衆の不安を減らすように努めなければならない。これこそが、ペストの歴史的教訓でもあり、新型インフルエンザの現在的教訓でもある。

Ⅳ．ペスト菌の発見と病態解明、治療
1．ペスト菌の発見

　ペスト菌は1894年に日本人の北里柴三郎が、第3回の世界流行のさなかに香港で発見した。また同時期に、スイス出身のフランスの医師であり、パリのパスツール研究所の細菌学者でもあったアレクサンダー・エルサン（Alexandre EJ Yersin）も、香港に来て北里とは全く独自に発見した。北里（6月15日日本向け電報）の方が、エルサン（6月20日日記に記載）よりも数日早い。北里は、血清療法、破傷風菌の純粋培養など大きな業績をあげている。一方、エルサンは中国と、南ベトナムのニャチャン（Nhatrang）にパスツール研究所を設立したりして、その後半生はベトナムの公衆衛生に貢献し、最後はニャチャンで亡くなり、そこに墓所もある。

　ペスト菌の学名は当初ルイ・パスツールにちなんで *Pasteurella pestis* と付けられていたが、1944年に、エルサンにちなんだ *Yersinia pestis* が提唱され、現在ではこの命名が定着している。ではなぜ、Kitasato では

なく、Yersin の名前になったのか？

　北里は香港到着2日後にペスト菌を発見し、動物実験を済ませ、「ペスト菌（予報）」としてイギリスの医学雑誌 Lancet に2編発表した。ドイツのコッホは北里から送られた菌を培養し、エルサンが発見した菌と同一であることを確認している。北里のペスト菌の性状に関する主張はエルサンの主張とほとんど一致しているが、わずかに2つの相違点があった。北里はグラム陽性菌、球菌と言い、エルサンはグラム陰性菌、桿菌と言っている。細菌学的にはエルサンが正しい。これについては、最終的には1899年秋に神戸のペストを調査した際に北里は自分の部分的な誤りを認めている。球菌はペスト患者にもしばしば重複感染していること、また、培養の温度条件などによっては桿菌よりも球菌の方が増えやすかったのが、この相違点の原因であったのであろうと現在では思われている。しかし、診断などで北里のペスト対策に対する貢献は大きいと評価されている。ペスト菌の学名については、以上の経過が関係している可能性が考えられる。また、第2次世界大戦中で日本が世界から全く孤立している1944年での新名称の提唱であり、北里には全く分がない。

　香港のペスト調査団の1員であり、患者の解剖を行った東大の青山胤通(たね)みちと、それを手伝った北里研究所の石神亨、香港在住の中原医師の3人が、ペストに感染し重篤になった。この内、中原医師は死亡した。

2．ペストの病態と治療

　ペスト菌の発見などでペストの病態の解析が進んだ。ペスト菌が体内に入って2〜5日たつと、全身の倦怠感に始まり寒気や高熱が出る。その後、ペスト菌の感染の仕方によって症状が異なり、以下のような病型に分類されている。

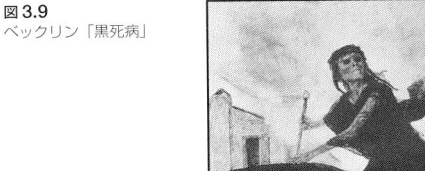

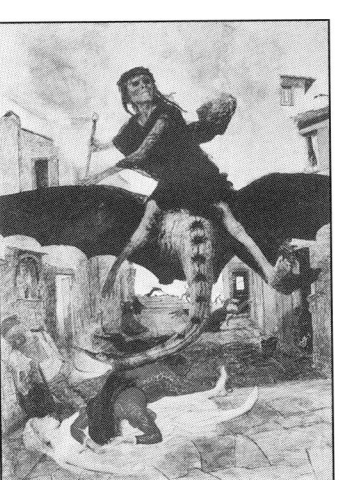

図3.9
ベックリン「黒死病」

■腺ペスト

　リンパ腺が冒されるのでこの名がある。ペストの中で最も普通に見られる病型。ペストに感染したネズミから吸血したノミに刺された場合、まず刺された付近のリンパ節が腫れ、ついで腋下や鼠径部のリンパ節が腫れて痛む（図3.5）。リンパ節は

しばしばこぶし大にまで腫れ上がる。ペスト菌が肝臓や脾臓でも繁殖して毒素を生産するので、その毒素によって意識が混濁し心臓が衰弱して、多くは1週間くらいで死亡する。死亡率は50〜70％とされる。

■ペスト敗血症

ペスト菌が血液によって全身にまわり敗血症を起こすと、皮膚のあちこちに出血斑ができて、全身が黒いあざだらけになって死亡する。ペストのことを「黒死病」と呼ぶのはこのことに由来する。このペストは高い致死率であった事や、罹患すると皮膚が黒くなる事から黒死病と呼ばれ恐れられた（図3.9）。英語名 Black death は、ドイツ語の der schwarze Tod の訳。Pestもまたドイツ語であり、英語では plague または bubonic plague（腺ペスト）と呼ばれる。

■肺ペスト

腺ペストの流行が続いた後に起こりやすいが、時には原発することもある。かなりまれな病型。すでに腺ペストを発症している人の体内で二次的に肺に菌が回って発病するか、または肺ペスト患者の咳によって飛散したペスト菌を吸い込んで発病する。気管支炎や肺炎をおこして血痰を出し、呼吸困難となり2〜3日で死亡する。患者数は少ないが死亡率は100％に近い。肺ペストの最大の流行が、1910〜1911年に満州（中国東北部）で発生して6万人が亡くなっている。

■皮膚ペスト

まれにノミに刺された皮膚にペスト菌が感染し、膿疱や潰瘍をつくる。

■媒介動物

ペスト菌に感染したネズミの血を吸ったノミの胃の中で、吸った血液がペスト菌のコアグラーゼ（血漿凝固酵素）によって凝固する。この凝固物（フィブリン）の中でペスト菌が増殖して前胃をふさいでしまう。その結果ノミは栄養摂取ができなくなり、飢餓の余り狂ったように吸血を繰り返し、普段はネズミの吸血が主であるのに、血を求めて人間をも吸血する事になる。前胃をふさがれたまま、吸血を繰り返すと、吸血を止めたときに血が充満した食道の反発力で、ノミが咬んだ傷口にペスト菌を含む血液を逆流させて咬んだ動物を感染させる。前胃がふさがったノミは、最長20〜30日は生きられるが、前胃がふさがっていないノミは、条件さえ良ければ5〜6ヵ月生き延びられるという。好条件があれば、保菌ノミは、あらゆる貨物とともに遠距離まで運ばれる。

ネズミペストがヒトペストと同じであることの細菌学的な最初の記載は1894年の北里の報告が最初である。その時、ヒトのペスト菌をネズミ

に接種して、ネズミを発病させている。また、ヒト、ネズミ、ノミとの3者の関係の細菌学的なデータは、東大の緒方正規（まさのり）の1897年の記載が最初である。ネズミから取ったノミをすりつぶして、やはりネズミに接種して発病に成功している。

■治療

伝統的に、ペスト菌に対する感染初期の治療にはストレプトマイシン、クロラムフェニコール、テトラサイクリン、フルオロキノロンなどが用いられてきた。抗生物質に対して耐性を持つ菌も分離されている。

ペスト・ワクチンはパスツールの弟子であったハフキン（Waldemar Haffkine 1860～1930年）により開発された。ムンバイのハフキン研究所は彼を初代所長として1899年に設立されている。このホルマリンで不活性化されたワクチンは、まだ活性のある菌が残っている危険性があるというのでアメリカ食品医薬品局（FDA）によって回収された。このワクチンの効果は薄く、接種部位に炎症を引き起こすこともあった。現在、このワクチンはほとんど使われていない。

V. 最近の話題

1. ペスト菌の遺伝子系統が明らかに

最近になって、14世紀のペストの死者の骨からペスト菌のDNAを検出する試みがされているが、陽性と陰性の両方の報告がある。

2010年10月31日のNature Genetics電子版に、現在のペスト菌株の遺伝子の比較による、ペスト菌の先祖の分岐年代を計算した論文が掲載された。それによれば、ペストは、2600年以上前の中国かその近辺が起源で、世界に広がっていったという結果であったという。また、630年以上前に、ヨーロッパへ入って広がったという計算結果も出た。この年代こそまさに1347年のペストのヨーロッパ出現の年代とぴたりと合致する。分子系統樹の解析により、歴史上知られていたペスト菌の伝播時代や経路が、科学的にも裏付けられた点に大きな感銘を覚えた。

2. 中世のかつらは、のみしらみ除け？

バッハやハイドンなどの古典派時代の作曲家、シェイクスピアの演劇に現れる裁判官など、中世・近世のヨーロッパでは貴族階級・富裕層は、みな豊かな長髪である。子供の頃の私は、当時は長髪が流行していたからとか、長髪は上流階級の象徴だったからと思っていた。長じてそれがかつらであることを知った。なぜ、かつらなのか？　それは、頭髪中にノミ・シラミ・ダニなどの寄生動物を少なくするためであった。そ

れも、その最大の目的はノミが感染を広げるペストへの対策であった。ペストの病原体は未発見でも、人々は不十分ながら経験的な感染予防対策を実施していたことになる。

3．ペスト菌の学名

遺伝学的な手法が分類学にも導入されて、細菌の分類も菌が持つリボソームを構成する16SrRNA（r：ribosomal）の遺伝子配列によって行われるようになった。この新しい手法の導入により大幅な細菌の学名改正が何度も行なわれた。しかし、*Yersinia pestis* は改正命名法でも特別扱いで残った。すなわち *Y. pseudotuberculosis*（仮性結核菌）と *Y. pestis* は、DNAの相同性が80％以上あり、分類学的には同じ菌種であり、むしろペスト菌を仮性結核菌の亜種と見なすべき関係であった。そうするとペスト菌の名称が消え、混乱をもたらしかねないので、歴史的な重要性からペスト菌の名称を例外として残した。これは、大腸菌と赤痢菌の関係とまったく同じで、赤痢菌の名称も残った。

4．ペスト流行の現状

ペストの大規模な流行は1910年で終わったとみなされている。それでも1940年代中期までは、ペストはまだmajor public health problemであった。それももはや、日本におけるように「化石のような病気」になりつつあった。しかし、近年ペスト菌常在地域にも文明化が押し寄せ、人間とペスト菌が直接的、間接的に接触する機会が増えてきた。WHOの報告では、1991年を期にヒトペストは増加の一途をたどり、1997年には患者5,419人（死者274人）である。増加とはいっても年間数千人であり、もはや大量死を起こした中世のペストではない。1998～2008年では23,278症例が11カ国から報告され、その95％以上がアフリカからである。過去の全てを合計すれば人類史上で2億人以上がペストで死亡したと推定されている。インドでは1994年に発生しているが、小さなパニックになった。それは、最初の患者がHIV/AIDSの患者であったからでもある。結核がHIV/AIDS患者に多発しているように「今後の新興・再興感染症の流行パターンを象徴する出来事」（竹田美文）であった。

5．ペストの暗部

1932～1945年ころ、満州（中国東北部）にいた日本の関東軍防疫給水部本部（1941年に通称731部隊）が、秘密裏に細菌兵器を開発しており、中でもペストが中心であったという。731部隊が1940年から42年に

かけ、中国吉林省や浙江省、江西省などで、ペスト菌に感染したノミを散布し、感染者は 2 次感染を含め 2 万5946人に上ったことを示す極秘文書（陸軍軍医学校防疫研究室に勤務していた軍医の極秘報告書）が国会図書館関西分館で見つかった（2011年11月15日）。生物兵器は米、英、ソ連などでも研究開発されていた。戦争状態になれば、当然ながら大量破壊や大量殺戮がその効果の点で追求される。その中では個人の理性などは簡単に吹き飛ばされる。解決は戦争状態になることをその前段階で避けるしかないが、理性的に恐怖・憎悪・欲望を抑えたり、命令に逆らうことはいつの世にも難しい。1925年に化学兵器と生物兵器の使用禁止を決めたジュネーブ議定書が結ばれているが、日本は1970年になって批准している。2009年には国際的なテロ組織、アルカイダの衛生状態が悪い山中のキャンプで腺ペストが流行し、40人以上のアルカイダ兵が死亡した際、遺体の組織を利用して生物兵器の実験を行ったという。

6．実験室や野外の事故

バイオセーフティの考えが定着した現代（2013年）にあって、驚いたことに、2009年 9 月に、シカゴ大学の分子遺伝学の研究者である Malcom J Casadaban 教授がペストで死亡している。当時彼は、弱毒の実験室株を使用して病原性細菌の起源を研究していた。周囲で他に感染者は出ていない。2012年 6 月22日米国ポートランドで50代の男性がペストに感染した。野良猫がくわえていたネズミを取り上げようとして猫に噛まれ、数日後に高熱などの症状を発症したという。

Ⅵ．ペストの教訓とペスト消長の理由

ユスティニアヌスの斑点は東ローマ帝国を衰微させ（帝國自身は1453年までわずかに余命を保ったとはいえ）、黒死病はヨーロッパの絶対王権や教会の中世的権威を崩壊させて近世への移行の橋渡しをした。致死率の高い感染症の大流行は、社会体制を揺さぶり、旧体制を衰弱化し、新体制を生み出すゆりかごにさえなり得るという事である。ペストに関してはその後も中小の流行はあったとはいえ、幸いにして社会への大影響は中世で終わっている。始めに抱いた疑問にもどると、なぜ、14世紀のヨーロッパでペストが猛威をふるったのであろうか？　それは、中央アジアからモンゴル軍や隊商によってペスト菌の宿主であるクマネズミやノミの移動が促されて、ヨーロッパに広がったからであると考えられている。14世紀のヨーロッパにとってみれば、以前もまれには出現していた感染症であった。流行地を通る人間の大量移動が原因であったと考

えられる。

　ではなぜ、それが終息しえたのか？

　ヴェネツィアが最初に気づいた検疫や、ネズミが一般家屋に侵入し難くしたりする土木建築上の改善などの公衆衛生的な対策、それらを実施できる集権化などの総合的な対策の結果であろう。時間的にはやや後の事になるが、1666年にロンドンは大火災に見舞われ、焼けた建物はレンガ造りの家に変わり、床に敷かれていた藁も姿を消した。これがネズミの居場所をなくし衛生状態を改善することにつながった。その後も東欧や南西アジア・中国でペストが発生し続けたのは、住宅の構造に起因するところが大きいと思われる。

　日本にペストが明治期まで来なかったのは幸いである。これは、地理的に有利であったことによる。それは、日本が流行地から遠く離れており、しかも島国であったからである。船でネズミやノミは運ばれてくるけれども、その数や機会は陸続きの場合に比べれば、圧倒的に少ない。

　公衆衛生は軽く見られることが多いが、それは普段の生活ではそのありがたみを感じることがないからである。自然環境や気象条件が同じような地域にあっても、感染症の発生指数は大きく異なる。その理由は、公衆衛生的な対策の差であることが多い。例えば現在でも、熱帯の病気であると考えられているマラリアが熱帯ではない朝鮮半島北部に蔓延している。また、シンガポールは、地理学的には熱帯に位置するけれども周辺諸国ほど感染症の患者や死者は多くない。これらの例は明らかに公

図3.10
ペストの世界分布
(1998)（CDC）

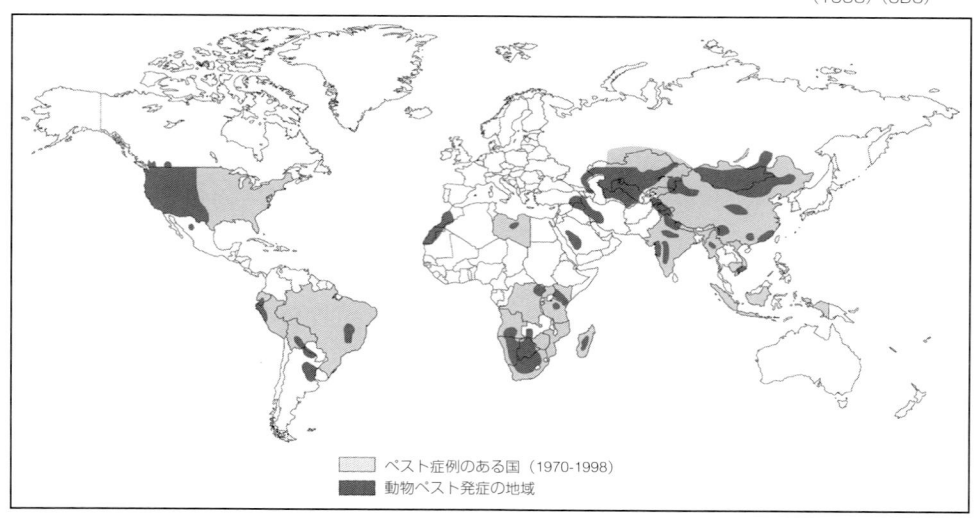

ペスト症例のある国（1970-1998）
動物ペスト発症の地域

衆衛生的な対策の差があることを示している。14世紀のヨーロッパのペストにおいても流行している間に、徐々にではあるが検疫など対策に進歩があったことになる。

　公衆衛生ではないが、たとえ置かれた自然環境が同じであっても、行政対策によって被害の結果が全く変わることを、飢饉を例にあげておきたい。日本の天明の大飢饉における米沢藩（山形県）の上杉鷹山（ようざん）の対策である。1783年（天明3年）から6年にかけて、東北地方は冷害がつづき、大凶作になった。収穫は例年の半分になり米価が暴騰した。これ対して藩は（1）藩外からの米の買い入れ、（2）上級武士からの借り入れと富商からの御用金徴収による資金の調達、（3）冷害に強い大麦を栽培。種麦がない場合には藩から提供、などの対策を取った。さらに翌1784年には、これ等に加えて（4）藩倉への米の備蓄、（5）新田の開発を加えた。松平定信の記録によれば、1784年から5年にかけて、全国の人口は140万人減ったという（当時の人口約3,000万人の4.6％）。しかし、米沢藩からは天明の大飢饉でもそれ以後の飢饉でも1人の餓死者も出していない。

　熱帯の途上国で先進国とは異なり感染症が主な死因になっているのは、経済的理由が大きいとはいえ、公衆衛生対策が上手く執られていないからでもある。勿論公衆衛生対策が多額の経費を必要としており、途上国では優先順位が感染症よりも上のものが多く、そちらへ経費が回される。しかし、公衆衛生対策は、たとえ経費が十分ではなくとも、ある程度は制度、法律、啓発などでカバーできる性質があり、行政当局者の問題意識による差が大きい。14世紀の行政当局者にそれを問うことは酷であるが、医学的情報がその時代よりもはるかに豊かになっている現代にあっては、それを問えるのではないか？　ヨーロッパにおける6世紀や14世紀のペストの如き社会的大影響を、最小限にすることこそ行政、公衆衛生の担当者に求められていることである。実は、必要なのは「かねよりも知恵」である。さらに言えば「知恵を生み出す目的意識・意欲」である。

　2500年前に、すでに孔子は言っている「之をいかにせん、之をいかにせんといわざる者は、吾、未だ之をいかんともすることなきのみ」（どうしたらいいだろう、どうしたらいいだろう、と、自分なりに思索に思索を重ねて苦慮しない者に対しては、私もまた、どうすることもできないのだ）。しかし、自然はわれわれの不完全な知恵を超えたはるかに大きな存在である。ペストの縮小の原因が、果たして公衆衛生的改善のみで説明できるのかどうか？　広い意味で「生態系（エコロジー）の何ら

かの未知の要因」（竹田美文）があるのかもしれない。自然を謙虚に学ぼう。

第 4 章 「ポリオ」
ルーズベルトはポリオではなかった？

I．1961年夏——ポリオ騒動

　1961年、日本ではポリオが社会的大問題になっていた。NHK TV は毎日、その日に判明した新たなポリオ患者数を定時のニュースで流していた。ワクチン接種を求める声、特に幼い子供を持つ母親の要求は大きな高まりを見せ、アメリカ製の不活化ポリオワクチン（ソーク〈Salk〉ワクチン）か、ソ連製の弱毒生ワクチン（セービン〈Sabin〉ワクチン）の投与しか解決がないというところまで来た。効果の点においては、当然ながら生ワクチンの方が優れている。しかし、国産の生ワクチンはまだないし、生ワクチンの安全性は日本では未だ検査されていない。また輸入するとしてもソ連からということになると、当時は冷戦の真っ只中であり、アメリカ圏に属していた日本においては政治的な問題も乗り越えなくてはならない状況にあった。世論の高まりと、当時の厚生大臣古井喜実の「責任は大臣が持ちます」という強い決断により、1961年 6 月21日ソ連からの緊急輸入が決定された（一部はカナダから輸入）。その第 1 回輸送分を運んできたスカンジナビア航空機の機長は、7 月17日のNHK TV の「私の秘密」に出演し、また、司会の高橋圭三は生ワクチンを飲んで見せた。

　ポリオウイルスは腸管で増えるので、生ワクチンは経口ワクチン、つまり飲むワクチンである。そして最小限の安全性を確認すると、ワクチンの試験投与という形で1,300万人を超す小児に一斉投与された。当時、大学 2 年生であった私は古井喜実大臣の決断力と責任感が強く印象に残っている。後に古井は田中角栄内閣による日中国交回復（1972年）の実質的な推進役であった。このワクチン投与開始により1960年をピークとして、日本のポリオ感染者は急速に減少して、日本からは野外のポリオウイルスが無くなるという「根絶」を世界に先駆けて実現した。ポリオといえば、今でもこの頃の光景を思い出す。

　ポリオの名称は、英語の単語 poliomyelitis の前半部分の「ポリオ」（灰白部）に由来する。日本での正式名称は急性灰白髄炎で、中枢神経である脳の灰白部と脊髄に急性の病変が起こることから名づけられた。小児に発症が多いことから、当時一般には「小児麻痺」と呼ばれることが多かった。

Ⅱ．ポリオの歴史
１．古代エジプトのレリーフと日本の古代人骨

ポリオはいつごろから人類に知られているのか？　ポリオウイルスに感受性があるのは、霊長類だけである。サルも感受性を持つが、ヒトのようには腸管感受性が高くない（腸管で、あまり増えない）。サルはヒトから感染したのであろうと考えられている。したがって自然宿主はヒトだけである。

古代エジプト第18王朝（BC1403〜1365年）の石碑に、片足が萎縮麻痺し杖を突いた人物が描かれているが、これが症状から見ておそらくポリオだろうと言われている（図4.1）。

日本では北海道洞爺湖町の入江貝塚から発掘（1966、1967年）された、約4,000年前の縄文時代後期の女性の人骨にみられる特徴がポリオである可能性があると考えられている。ポリオは通常、両脚のどちらかに麻痺が残ることが多く、四肢すべてが麻痺するのは患者の約３％とされている。この縄文人は、幼少期にウイルスに侵され、寝たきり生活を余儀なくされたものの、頭骨や歯の状況から20歳ぐらいまでは生きたらしい。おそらく家族や集落単位の介護を受けたのであろうと思われる。しかし、この日本の例は未だ科学的にはポリオとは確定されていない。ポリオは日本には、明治期に輸入されたというのが正しければこの洞爺湖町の例はポリオではないことになる。

ポリオと疑われる症例は考古学的には少ないが、少なくとも4,000年前頃には、すでに人類に存在していた感染症であったと思われる。

医学的な記載は、1840年 Heine が最初であるが、それと Medin による1887年ストックホルムでの流行の報告から、当初は Heine-Medin 病と呼ばれていた。19世紀後半から20世紀前半にかけてヨーロッパ、米国で大流行を起こすようになった。そして、第２次世界大戦後には、世界で流行した。

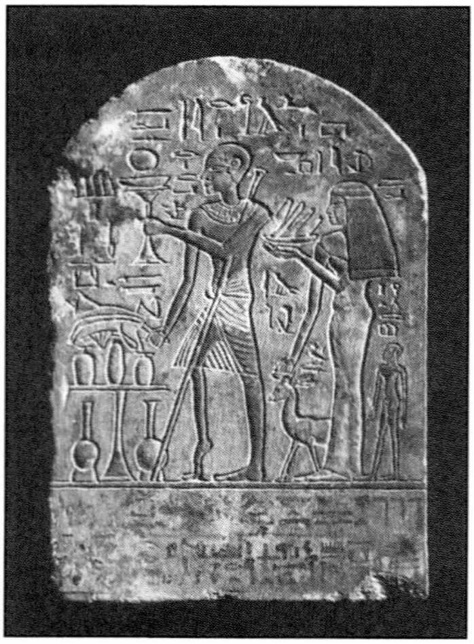

図4.1
古代エジプトの壁画に見られるポリオ
第 18 王 朝（1403-1365BC）。

２．ルーズベルト大統領とポリオ

米国のフランクリン・ルーズベルト大統領 Franklin Delano Roosevelt（1882〜1945年）は1921年に

ポリオに罹り、その後遺症により下半身がほとんど麻痺し、日常生活には車椅子を使用していた。車椅子の姿をマスコミに見られるのを嫌ったため、訪問先の植木などによるカムフラージュを神経質に指示したという。マスコミもあえて報道しなかったため、TV時代の現代では全く考えられないことであるが、ルーズベルトに麻痺があったことは当時の米国民にはほとんど知られていなかった。実際、彼の車椅子姿の写真は2枚しかない（図4.2）。

　自身の麻痺症状の温泉療法のために、1926年ジョージア州のワームスプリングスに土地を購入してしばしば滞在し、後にそこはリトルホワイトハウスと呼ばれ、彼はそこで死去している。彼は、自らの障害体験から、障害者への支援に積極的であった。大統領になってからポリオ対策のための国立小児麻痺財団 the National Foundation for Infantile Paralysis を設立して募金活動を行っている。現在その財団は March of Dime（10円募金）になり、ポリオ以外のさまざまの募金活動を行っている。ワームスプリングスには、彼の死後ルーズベルトポリオ病院が残された。彼はポリオに感染した史上最も有名な人物とされていた。

3．ポリオを克服した人々

　ポリオウイルスに感染したとしても、後遺症として麻痺が残るのは、1/100～1/1,000といわれている。したがって、麻痺が残ったのはどちらかといえば不運なケースである。しかし、その麻痺を克服して成人後大きな仕事を成し遂げた人は、数多く知られている。社会党委員長や横浜市長であった飛鳥田一雄（あすかだいちお）、2002年ノーベル物理学賞を受賞したニュートリノ研究の小柴昌俊、1960年のローマオリンピックで女子短距離三冠（100m、200m、400mリレー）を達成した米国のウィルマ・ルドルフ Wilma Glodean Rudolph などである。こうした例を見るまでもなく、20世紀半ばまではポリオによる麻痺患者は少なくなかった。

　小説家、高橋源一郎の父はポリオ

図4.2
車椅子のルーズベルト。

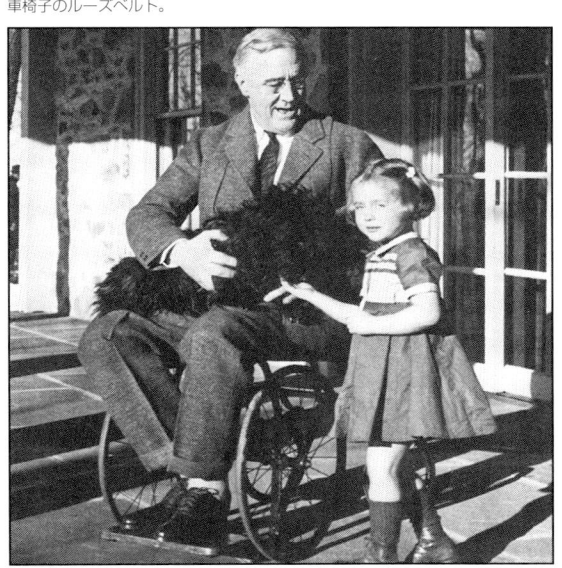

で左足が不自由であったという。感染はおそらく大正から昭和初年の事である。また、「湖上の美人（シューベルト作曲のアベマリアの詩が含まれている）」「アイバンホー」などの作品で有名なスコットランドの詩人・作家スコット Sir Walter Scott（1771～1832年）は少年期にポリオを発症。作家として大成功を収め、Sir の称号（騎士の身分。国王による直接叙任）まで受けたが、ポリオの後遺症で生涯足を引きずって歩いていた。現在（2012年）、活動中であるコンゴ出身のスタッフ・ベンダ・ビリリというバンドがある。彼らの多くがポリオの後遺症で車椅子に乗っている（メンバー8人）。バンド名の意味は、「外見をはぎとれ」。つまり、内面を見ろというメッセージである。コンゴの首都キンシャシャで、路上で演奏中を見出されて今は世界を廻っている。

　日本におけるポリオによる障害者は、2006年調査（厚生労働省）で、18歳未満300人、18歳以上4万3千人と推定されている。これは患者自らがポリオであると明らかにしている場合の値で、実際にはもっと多いと推測されている。

　私が、しばしば感染症患者の例を挙げるのは、ついこの間まで感染症の被害は日常世界にありふれていたことを示したいのと、また、ハンディキャップにもめげず、皆それぞれの人生を懸命に生きている事を伝えたいからである。感染症の被害が減ったことに対してわれわれは、科学・科学者の貢献を忘れてはならないことと、研究対策が継続していてはじめて被害を免れられていることを肝に銘じておかなくてはならない。決して油断してはならない。「天災は忘れた頃にやってくる」のである。

　また、発症して15～50年後に、まひがないと思っていた部分の筋力低下や痛み、急な脱力などが起きる「ポスト・ポリオ症候群」がある。筋肉や神経に、過剰な負担が長年かかり続けることが主な原因と考えられている。

Ⅲ．ポリオウイルスとワクチン
1．ポリオウイルスの発見とワクチン作り

　ポリオウイルスは1909年に発見されており、動物ウイルスとしては最も早く発見されたものの1つである。1949年米国のジョン・エンダース John Franklin Enders（図4.3, 4.4）らの組織培養法によるウイルス培養系の確立によりワクチン造りがスタートした。この業績でエンダースは1954年ノーベル賞を受賞した。エンダースはこの組織培養法を用いて1954年麻疹のウイルスの分離にも成功している。

図4.3
John Franklin Enders。
ポリオウイルスの発見者。

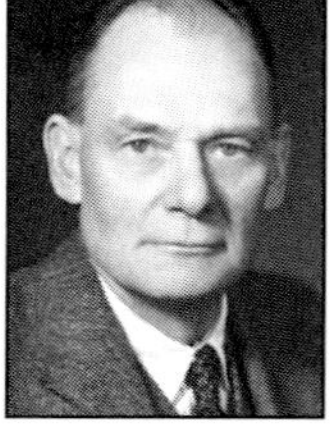

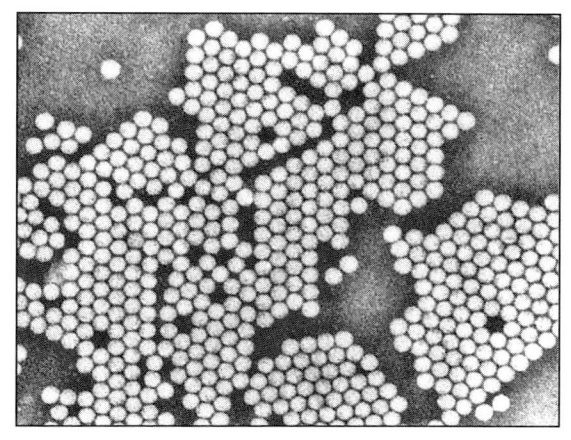

図4.4
ポリオウイルスの電子顕微鏡写真（国立感染症研究所）

ワクチンは、ウイルスの感染性をなくした不活化ワクチン（ソークワクチン、開発者：Jonas Edward-Salk 1954年）と弱毒生ワクチン（セービンワクチン、開発者：Albert Bruce Sabin 1960年）の2つの方式があった。それぞれ開発者の名前をとって名付けられ、ポリオが置かれている状況によってその特性に応じて使い分けられている。すなわち、生ワクチンは経口ワクチン（OPV）なので、投与しやすく大量投与に適しているので、ポリオ流行国・地域には向いている。不活化ワクチンは注射をしなければいけないので大量投与に少し不便になるが、生ワクチンでまれに起こるワクチンウイルスの「毒力復帰」による麻痺患者の発生が抑えられるし、腸管で増殖するポリオのワクチンウイルスがたまたまそこに存在している他の類縁ウイルスとの間で組み換え体を作ることもない。ポリオの患者数が減少して野生型のポリオウイルスが根絶状態に近くなった国や地域では、生ワクチン由来の麻痺の発生を避けられるので不活化ワクチンが推奨される。

　現代ではワクチンを含めて医薬品は特許を取ることが当然のこととされているが、セービンは特許料は一切とらず、望んだことはラベルに自分の名前（セービン）を入れることだけだった。

2．カッター社事件

　ソークが不活化ワクチンを実用化して普及している過程で、ホルマリンによるウイルスの不活化が不十分（つまり、生きたウイルスが残存）であったことによる麻痺患者が発生するという事件が1955年米国で発生して大事件になった。製造会社の名前をとってカッター社事件（Cutter incident）という。

　この時、約40万人の幼児への接種で204名（被接種者79名、その家族105名）の麻痺患者が発生し、11名が死亡した。この事件の反省からワクチンの品質管理の重要性が認識されて改良がなされた。反省点は、パイロットプラントで製造されたワクチンの1回の成功のみで全国投与に踏み切ったことや、製品のテストを製造所の自家検定に任せていたこと

である。

　ワクチンの品質管理、国家検定の重要性は、リューベックBCG事件（1930年、BCG製造所の研究室でヒト結核菌も扱っておりそれが混入した）、京都ジフテリア事件（1948年、不活化不十分でジフテリア毒素が活性状態のままで残っていた。抜き取り検査の場合の母集団製品の均一性が無かった）、そしてこのカッター社ポリオワクチン事件などの反省から確立された。

Ⅳ．**日本のポリオ**
1．日本におけるポリオ「根絶」への道

　日本におけるポリオは、明治の後期から流行が見られるようになり、1910年代、1920年代、1930年代後半〜1940年代後半と3回の流行が、ほぼ10年おきに起きている。1949年に青森の流行に始まり、各地に流行が広がった。1951年には、4,233人の届出患者があった。1960年春には北海道で始まる流行があり、全国で5,606人と日本における史上最大の患者届出があった。1960年の北海道の流行に関して、夕張市に赴いた札幌医大の河邨文一郎の回想がある。

　「最初に山間の炭鉱町大夕張で診療した帰途、小さな一輌の炭鉱列車で危険な崖づたいに山をおりたとき、追いすがって乗りこんできた数十人の母親たちの訴えと泣き叫びに取りかこまれた。それはまさに"涙の坂"であり"嘆きの汽車"であった。また、同じ大夕張の炭住街で"小児マヒ患者の家"と書いた紙が軒々に張られたり、一切の集会が禁止される事態を目撃したときのショックも大きかった。すでにウイルスに侵襲されたのに気づかず、夕

図4.5
ポリオ。アメリカでのポリオの流行（1995年以前）。
患者でいっぱいになった、たちならぶ鉄の肺。

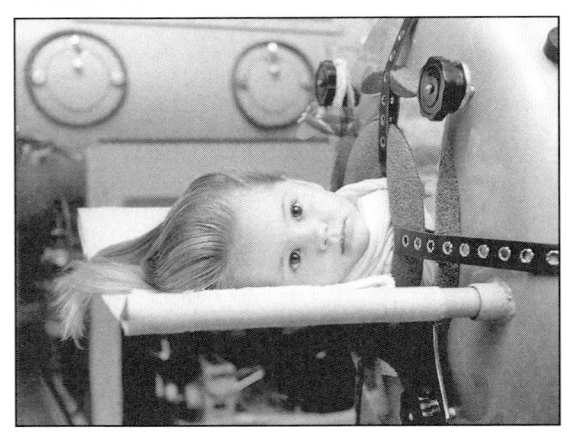

図4.6
この2歳の女の子のように、患者は時に数年間、また死ぬまでこのなかにいる。

張から農村の親戚に"疎開"するとすぐ発病し、その地の流行に拍車をかけたケースもある。鉄の肺の不足からみすみす死んでいった子供たち、アイゼンハワー大統領が米空軍に輸送を指令し、4台の鉄の肺と12台の胸当式呼吸器が千歳空港に到着したときの感激」。

　このときの流行では予後の悪い延髄型（ポリオウイルスが延髄にまで達して呼吸麻痺を起こす）が多く、患者の8～12％が死亡した。その呼吸麻痺に対しては米国では鉄の肺（図4.5～図4.7）と呼ばれる装置が考案され使われていた。米国カルフォルニア州に住むローレル・ニズベットは1948年36歳の時に、ポリオウイルス感染。彼女は病院で鉄の肺をつけてもらい、その中にあお向けにされたまま37年間生きつづけた。彼女は世界で最も長く鉄の肺の中で生きつづけたポリオ患者である。その後、彼女は鉄の肺の中で寝たまま、エホバの証者の信仰を持ち、かつ17人を改心させた。1985年8月17日死去。72歳。

　1960年頃、日本の厚生省は、不活化ワクチン以外に経口生ワクチンの必要性を認めて研究者、小児科医、行政関係者で「弱毒生ポリオウイルスワクチン研究協議会」を発足させた。そして、ファイザー社から贈られた経口生ワクチンを用いて、1960年にほぼ全国規模でワクチンの効果と副作用の調査を開始した。しかし、この協議会の調査結果を待たず、冒頭に書いたように、ソ連などからの生ワクチン緊急輸入という社会的な大事件を経て、1961年7月下旬から8月末にかけてわずか1カ月の間に、1,300万人分のワクチンが生後3カ月から5歳までの小児に、また、流行地では9歳までの小児にもれなく投与された。その効果は劇的で患者発生数は急激に減少し、1980年以降、野生株ウイルスによる患者発生ゼロの状態を持続している（表4.1）。

図4.7
ポリオ患者の呼吸麻痺治療用「鉄の肺」（外科医学博物館）。

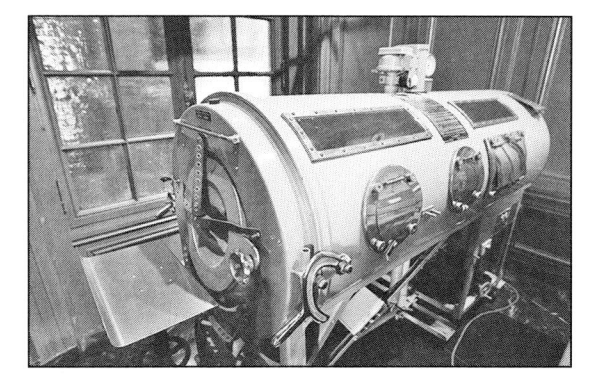

　この見事な接種方式は世界に大きなインパクトを与えることになり、経口生ポリオワクチン開発者のセービンの提案によって後にブラジルでも、この接種方式によって成功を収めた。このように、接種日を決めて全国的に一斉に接種を施行する戦略はNIDs（National Immunization Days）と呼ばれ、ポリオ世界根絶計画の中心戦略としてWHOによって採用された。

こうして、日本はポリオ根絶の世界のパイオニア、優等生になった。

２．日本ポリオ研究所の設立と国家検定

1962年７月には、不活化ポリオワクチンを試験製造していた６社が、生ワクチンの国産化のために製造所を設立することになった。北里研究所の一郭に「株式会社日本生ポリオワクチン研究所」、1968年に「財団法人日本生ポリオワクチン研究所」と改称、1971年に東京都東村山市に移設し「財団法人日本ポリオ研究所」となった。1964年２月に経口生ワクチンの国産第１ロットが供給されている。「根絶」を達成した日本では、生ワクチン関連の麻痺の発生をゼロにするために、現在効果的な不活化ワクチンの開発を進めており、既存の不活化ワクチンであるDPTワクチン（Diphtheria-Pertussis-Tetanus、ジフテリア、百日咳、破傷風の３混ワクチン）と混ぜた４混のDPTiP（iPは不活化ポリオワクチン）の形になる。先進国の中では遅れを取ったが、製薬会社２社によるDPTiPワクチンが2012年11月に市場に出ることになった。

ポリオワクチンの国家検定を行う施設として1961年国立予防衛生研究所（現国立感染症研究所）にワクチン検定庁舎（村山分室）が誕生した。場所は東京都武蔵村山市である。また、ワクチンの検定に用いるサル資源の確保などを目的として同じ研究所に1978年筑波医学実験用霊長類センター（つくば市）が付設された（2005年、独立行政法人医薬基盤研究所に移管された）。

表4.1
日本のポリオ患者・死亡者の推移

Ⅴ. ポリオウイルス研究の進展
1. 感染性クローンとレセプター

　ポリオウイルスは、その抗原構造、粒子の立体構造、遺伝子（＋センスの1本鎖のRNA）の1次構造など、解析がもっとも早くから進んでいるウイルスである。遺伝子が＋センスのRNAであったことから、－（マイナス）センスのRNAよりも早く感染性クローンが作られリバースジェネティックス（RNAから逆転写によってDNAを作成し、種々の遺伝的解析を行う）のさきがけとなっている。1989年このポリオウイルスが吸着侵入する時に必要な細胞側のレセプター遺伝子が明らかになり、このレセプター遺伝子を遺伝子組み換えによって発現させたマウス細胞は、ポリオウイルスの分離、同定に役立っている。これ以前はポリオに対するレセプターを持っているサルの初代培養の腎臓細胞やヒト由来の培養細胞によって分離・培養されていた。

　また、このレセプター遺伝子を体細胞や生殖細胞に組み込まれたトランスジェニックマウスは、実験動物としてはサルしか感受性が無かったポリオウイルスの病原性の解析や、生ワクチンの評価に大きな貢献をしている。トランスジェニックマウスの作成とその応用については、野本明男（東京大学など）を中心として日本の研究グループの活躍が大きい。

Ⅵ. 世界のポリオ根絶計画へ

　1980年天然痘の根絶を達成したWHOは、1988年次の目標の1つとしてポリオをあげて、2000年までの根絶を目指してプロジェクトをスタートした。その基本戦略は、(1) ポリオの主症状である急性弛緩性麻痺（Acute flaccid paralysis）患者からのウイルスサーベイランスの徹底、(2) 生ワクチンの集団接種によって野生型ポリオウイルスの伝播を無くす、ことであった。実際には、野生型ウイルスを弱毒ワクチン株に置き換えることである。天然痘のように、患者は必ず誰の眼にもきわめて明瞭にわかる痘疱を示すことはなく、ポリオウイルス感染者の1/100～1/1,000しか麻痺症状を出さないので、患者の発見・同定がはるかに難しい。患者発見の手段として、天然痘の皮膚症状の代わりにポリオは急性弛緩性麻痺に頼ることになる。そして、他の原因による急性弛緩性麻痺との鑑別が重要になってくる。このためWHOはポリオ世界特別専門ラボラトリーGlobal Specialized Polio Laboratoryや、ポリオ地域レファレンスラボラトリーRegional Reference Polio Laboratoryを設置した。日本はどちらも国立感染症研究所に設置されており、WHO西太

平洋地域の中核として機能している。

　ポリオは血清型が１型、２型、３型の３つあり、生ワクチン、不活化ワクチンともこの３つの型を含んでいる。根絶計画によって、３つの型の内、２型については、1999年を最後に根絶された。たとえ１つの血清型であったとはいえ、天然痘に次いで人類が根絶に成功した２つ目のウイルス感染症である。

　３つの型を含めても、2000年までにWHOの６地域の内、アメリカ、ヨーロッパ、西太平洋（日本が含まれる）の３地域では根絶に成功している。多くの患者が居たインドが2011年、根絶に成功した。2012年現在、ナイジェリア、パキスタン、アフガニスタン３カ国がポリオ常在国である。このプロジェクト発足の1988年当時、推定で135カ国35万人の患者がいたが、2011年には３カ国650人まで減少し、ここに来て根絶の勢いが加速した。2012年は222人と更に減少。患者発生は、常在国３カ国と非常在国のチャド、コンゴ民主共和国の２カ国、合計５カ国のみになった。

　このようにWHOのプロジェクトは着々と成果を挙げてきたとはいえ、当初根絶目標としていた2000年はすでに過ぎ、2013年現在でもまだ達成されていない。むしろ、2000年前後の10年間余りは一進一退であった。その理由として、プロジェクト開始の1988年当時は予測していなかったいくつかの原因が考えられる。

１）ポリオ常在国

　常在国では、それぞれが固有の深刻な地域問題を抱えており、ここを突破できるかどうかに根絶計画の成否がかかっている。アフガニスタンとパキスタンでは、常に紛争が絶えないが、2001年の9.11テロ以降の米軍を中心とした対タリバン戦争などで、特にアフガニスタンにおいては十分なワクチン配備やサーベイランスができない。ユニセフやNPOの人々も戦闘時には自分達もパキスタンに避難しワクチン輸送さえ出来なかった。パキスタンでは2011年、米中央情報局（CIA）が国際テロ組織アルカイダの指導者オサマ・ビンラディン容疑者一家の所在を確認するため、パキスタン人医師にポリオワクチンの地域一斉接種を装ってDNAを採取するよう依頼したとして、非難を浴びたことがある。そのため2012年６月、パキスタン北西部でタリバンの地元司令官が、米軍による無人機攻撃が中止されるまで、ポリオワクチンを禁止すると宣言した。その影響と思われるが、ポリオ根絶計画の協力者が銃撃されて2013年１月31日までに19名が死亡する事件が起きている。天然痘根絶計画がソマリアにおいて戦争状態のため２年遅れたのと同じ状況がここでも起

こっている。感染症の根絶は平和な環境が確保されないと極めて困難である。ナイジェリアは首都ラゴスがある南部のキリスト教徒の多い富裕地域と、北部のイスラム教徒の多い貧困地域との対立がプロジェクトを妨げたことがあった。北部では、南部から運ばれてくるポリオワクチンには不妊薬やHIVが入れられているという風評が流れ、ワクチンの一時拒否行動さえ起きた。宗教的対立や疑心暗鬼に伴う風評は、皆が望む健康に関する基本的な公衆衛生活動においてさえ、大きな妨げになっている。

2）ポリオ常在国からの野生型ウイルスの流出

　ポリオ常在国から、その周辺や宗教的に関連のある国への流出がしばしば繰り返されている。2004〜2005年には、ナイジェリア由来のウイルスがイスラム教圏に拡散した。それはナイジェリアのイスラム教徒のメッカ巡礼に伴うもので、巡礼に参加していた他国の巡礼者により母国へ持ち込まれたものである。幸い持ち込まれた国でのワクチン投与で再び抑え込まれた。このポリオ根絶プロジェクトでは、WHOのレファレンスセンターにおいて分離されたウイルスの遺伝子解析を行っているので、今では分離されたウイルス株の由来を比較的容易に判定できるようになっている。ウイルス株の由来が判明すれば、対策も立てやすい（図4.8）。

3）ワクチン由来ポリオウイルスによるポリオ流行

　2001年カリブ海のヒスパニオーラ島（ハイチ、ドミニカ）において、ポリオワクチン由来のウイルスによる大規模なポリオ流行があった。これは生ワクチンを使っていたことが根本的な原因であるが、そのウイルスの多くが非ポリオエンテロウイルスとの間に遺伝子組み換えを起こしたりしており、生弱毒ワクチンウイルスの単純な神経毒力復帰ではないことが判明している。

4）持続感染者からのポリオウイルス排泄

　免疫不全患者からのワクチン由来ポリオウイルスの長期感染（持続感染）が少数ながらある。そこで抗ウイルス薬の開発も奨励されている。また、日本におけるワクチン接種者の発症者が2001年度以降の10年間で15人であり、保育園などや親への2次感染を含めると21人にのぼる。その最後の症例は2011年5月東京都のゼロ歳児。これ以前のワクチン投与の極めて早い時期に属する1964年生まれの青木秀哲にもワクチン由来のまひが発生している。彼は、大阪人間科学大学で、今後の健康政策へ生かそうと自然感染ポリオとワクチンによるポリオの比較調査にとりくんでいる。

国内向けの生ワクチンを製造する日本ポリオ研究所は90年代後半に不活化ワクチンを開発。98年から治験を行い、2001年に厚生労働省に承認申請を出したが、接種後の調査が不十分などとしてやり直しを命じられた。同研究所は、単独で実施するのは難しいとして、05年に中止を決定した。現在は国内の他社が、不活化ワクチンと、ジフテリアなどのワクチンを混ぜた四種混合ワクチンを開発し、ようやく2012年11月から接種が開始される。同省の委員会は03年に「早急に不活化ワクチンに移行すべきだ」との提言をまとめた。専門家によれば「国は国産ワクチンを作るとしながら、規模の小さいメーカー任せにし続けた。無責任と非難されても仕方がない」と言われている。ポリオ根絶の優等生であった日本において、この遅れは極めて残念なことである。これら3）4）の問題は、生ワクチンを続ける限りは続くので、現在（2013年）ではWHO

図4.8
2012年1年間のポリオ患者発生の現状
2011年インドはポリオゼロになった（WHO）。

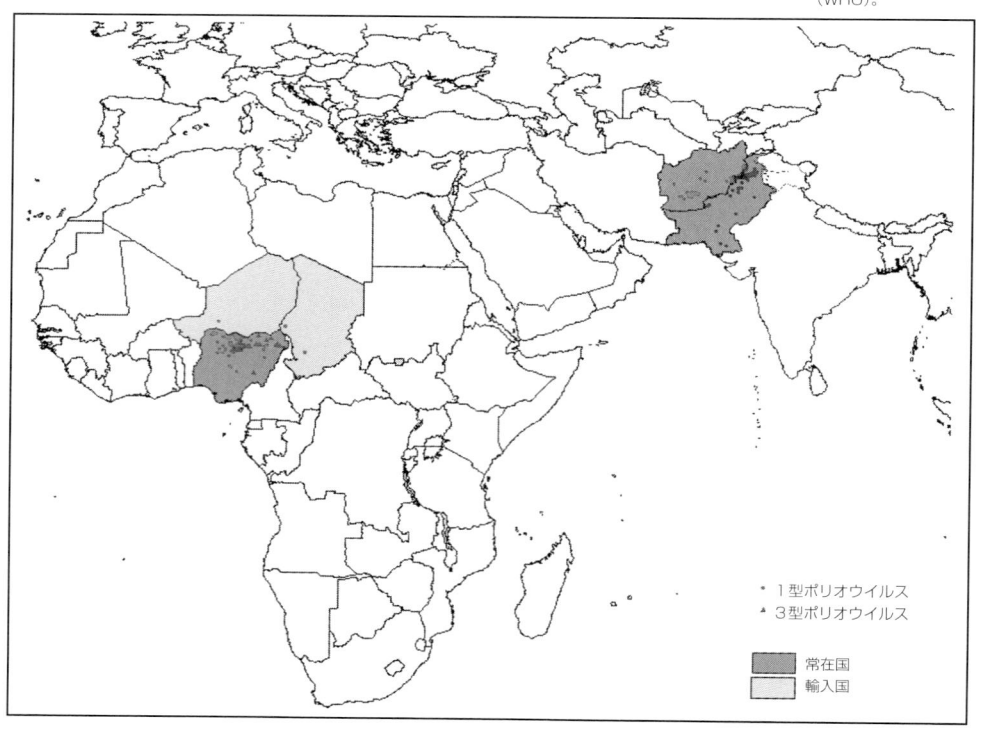

も、当初の目標である野生株のポリオウイルスのみならず、弱毒のワクチンウイルスも地球上から無くす方向へ向かっている。つまり、不活化ワクチンへの完全切り替えである。

　天然痘の根絶事業にしても、ポリオの根絶事業にしても計画立案時代に予想できなかった問題点が出てきた。自然はわれわれが想像しているよりも、はるかに複雑である。自然に学びつつ出て来た諸問題を一つ一つ解決しながら粘り強く進む以外にない。今は最後の胸突き八丁の段階であるが、根絶のゴールは近い内に来ると期待している。

Ⅶ. 意外な事実
１. ルーズベルトはギランバレーだった？
　先に述べたように、ルーズベルトは史上最も有名なポリオ患者だった、はずであった。ところが、2003年米国の雑誌が、彼はポリオではなくて神経疾患であるギランバレー症候群 Guillain-Barré Syndrome（GBS）であったという報告を出した。39歳になってから発症したことや、彼の症状の8項目について GBS とポリオで比較した詳細な解析からの結論である。それによれば6項目（上向性麻痺、顔面麻痺、体幹部機能不全、感覚低下、髄膜症なし、麻痺の下向性回復）が GBS を示し、2項目（発熱、永続麻痺）がポリオを示す可能性が高いという。ワームスプリングスのポリオ病院施設も現在では、リハビリテーションの施設 Roosevelt Warm Springs Institute for Rehabilitation に変わっている。

２. 上田哲の死
　2008年12月17日、上田哲が亡くなった。NHK の放送記者であり、その後 NHK の労働組合である日本放送労働組合（日放労）の委員長、そして社会党の国会議員を25年勤めた。彼は放送記者として有名であったので国会議員になるころから名前は知ってはいたが、1961年のポリオキャンペーンの立役者であったということは、1990年代半ばにあった国立感染症研究所における「ポリオ根絶」に関するセミナーで初めて知った。そのセミナーで彼は「100年に1人の弁舌」と言われているように、実に見事な雄弁ぶりを示した。彼が、小児科医の平山宗宏（東大）との討論を重ねてポリオは根絶できるという確信を得て、「身のほど知らずのデーモン（悪魔）に身を委ねた微粒の一記者」として、NHK を動かし、厚生省を動かしたという事であった。その過程でさまざまな困難や官僚主義にぶつかるがそれを乗り越えている。日本はポリオ根絶の

優等生であったが、影にこのような人物の働きがあったことは、当時見ていた TV の表の画面からは全く見えない裏側の物語であった。高橋圭三に生ワクチンを飲ませたのは、実にこの上田哲であった！　彼の奮闘は「我一粒の麦なれど」という映画になった。マキアベリの言う「武装せる預言者は必ず勝利し、武装せざる預言者は必ず滅ぶ」という時の武装は、マキアベリの当時にあっては文字通り武力であるけれども、武力の時代で無くなったり、武力が否定されている時には、何がその「武装」に当たるかは大きな問題である。このポリオキャンペーンに関して、上田哲のそれは「マスメディア」であった。

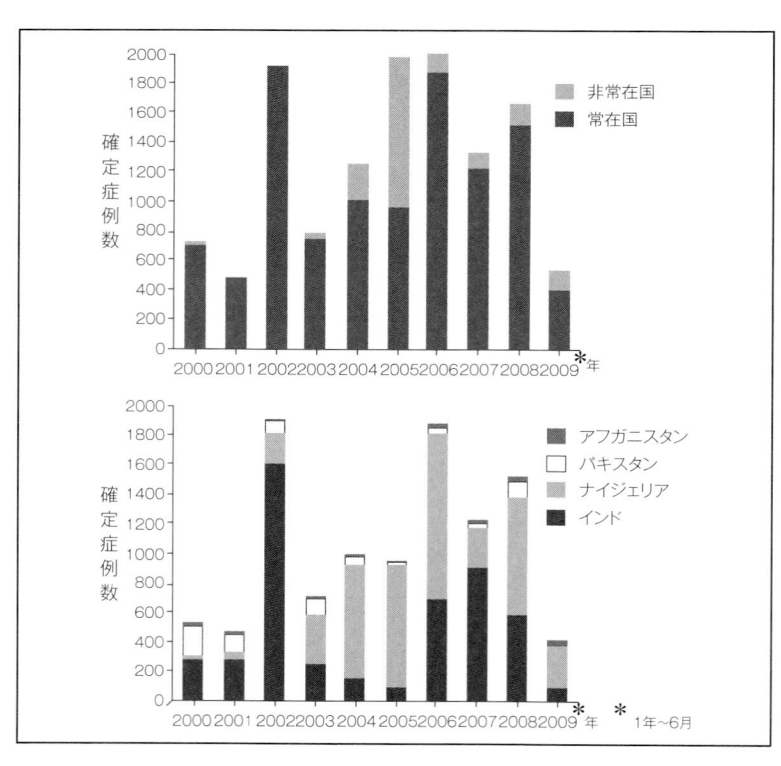

図 4.9
ポリオ確定症例数の推移、2000〜2009 年 6 月。世界全体におけるポリオ確定症例数の推移について、ポリオ常在国（インド、ナイジェリア、パキスタン、アフガニスタン）とポリオ非常在国（輸入株によるポリオ症例）に分けて図示した。2009 年は 6 月 9 日付 WHO 提供データによる症例数。
WHO データに基づき国立感染症研究所感染症情報センター作成。

３．ポリオの優等生と麻疹の劣等生

　ポリオ根絶に関しては、日本はパイオニアであり、優等生であった。しかし、根絶後の不活化ワクチンへの移行や WHO がポリオ根絶計画と並行して行っている麻疹の排除 elimination に関しては、どちらかというと劣等生である。ポリオキャンペーンの事例からいえば、不活化移行や麻疹については預言者がいないか、「武装」の実体は何であるのか、つまり、何を以ってどこへ訴えるのかがはっきりしていなかったからであろう。

第5章 「結核」
化石人骨から国民病、そして未だに

I. 身近だった結核

　私の少年時代には、結核は国民病ではなくなりつつあったけれども、まだ身近なありふれた感染症であった。わが家の隣に建つ本家の当主夫妻は結核で亡くなっている。小学校時代に、父が数カ月、休職して自宅療養をしていたことがあった。それには肺浸潤という診断名がついていた。後に、実はそれは肺結核を間接的に呼ぶ診断名であることを知った。父は、若い頃にも肺浸潤があって、それで徴兵されなかったという事もはるか後に聞いた。また、小学校時代に時々一緒に遊んだ1学年後輩がいた。彼の父親は結核で自宅療養（その後死亡）していたが、母からその子の家には行くなと言われていた。

　高校1年の時、2学年上の学年きっての秀才が突然休学した。結核で療養生活に入ったということが、衝撃をもって語られた。彼は、回復して2年後に私と同学年になり、一緒に卒業した。3年生の時、私のクラスに別の1人が加わった。彼もまた結核で1年遅れたのだという。

　大学に入った時（1960年）、学内寮に「くるみ会」という結核予後の会の部屋が存在するのを知った。彼らは、現役で入ったわれわれより5～10歳くらい年上で、長い療養生活を乗り越えてすでに自己を確立した大人であり、知的にも大変優れていた。その内の1人はクラスメイトであったが、8歳上で入学式で先生と間違えられて新入生に礼をされたという。彼は結核療養所で知り合った彼女と大学1年の時結婚した。結核の既往があった別のクラスメイトは、1年の時、風邪をこじらせてそれが元で亡くなった。他にも名前と顔のみを知る「くるみ会」の会員で喘息で亡くなった人の遺稿集が出されている（茅野寛志「残さるべき死」）。その遺稿集を編集し、専門課程進学で同じクラスの同期になったもう1人も結核で6年遅れていた。

　しかし、われわれの世代を境に、結核で遅れた学生を知ることは少なくなって行った。それでは、結核は過去の病気になったのか？残念ながら、未だに多くの患者を出している「現在」の病気である。

II. 歴史上の結核
1. 9,000年前にはすでにヒト型結核菌
　古代の結核の考古学的証拠が、近年続々と各国で見つかりだした。

■エジプト

 古代エジプトのIrtyersenu（女主人という意味。BC600年ごろ）という名前のミイラは、「結核」で死んだと2009年、確定された（図5.1）。ミイラの肺、胸膜、横隔膜、大腿骨からヒト型結核菌の細胞壁のマーカーが検出されたことによる。

■イスラエル

 イスラエル沖に埋まっていた9,000年前の人骨（女性と子供の2体）から、2008年、今のところ世界最古である結核の痕跡が発見された。結核菌の遺伝子の分析からそれはヒト型結核菌であることが分かった。また2009年末エルサレムで発見された1世紀前半（毛髪の放射性炭素鑑定でAD1～50年、つまりイエスの時代）の男性の骨から、結核菌とらい菌のDNAが確認され、当時エルサレムの上流階級で結核がかなり蔓延していたと推定された。

■中 国

 1972年に発見されて世界を驚かせた中国長沙市郊外の馬王堆漢墓1号墳（BC168年）に埋葬された女性のミイラに結核病変があった。

■韓 国

 韓国南部の勒島の遺跡（BC100～AD1年）で、2006年に出土した人骨（若い女性のほぼ完全な1体）の脊椎3ヵ所にカリエスが見つかった。脊椎カリエスの周辺の骨にも炎症の跡があった。結核菌は血流にのって肺以外の臓器に至るとそこで新たな病巣を作る。なかでも、背骨の椎骨は病巣ができやすい部位で、病気が進行すると脊柱が曲がり背中が丸くなる（脊椎カリエス）。結核菌はウシなどの反芻動物からヒトに入ったと考えられている。それはおそらくヒトがウシを家畜化した後であろう。ウシの家畜化は、BC8000年ころにインドやイラン、中東で始まったとされるので、もし、イスラエルでの9000年前（すなわちBC7000年）の人骨の結核菌がヒト型だとすれば、それ以前にすでにウシからヒトに入っていたのではない

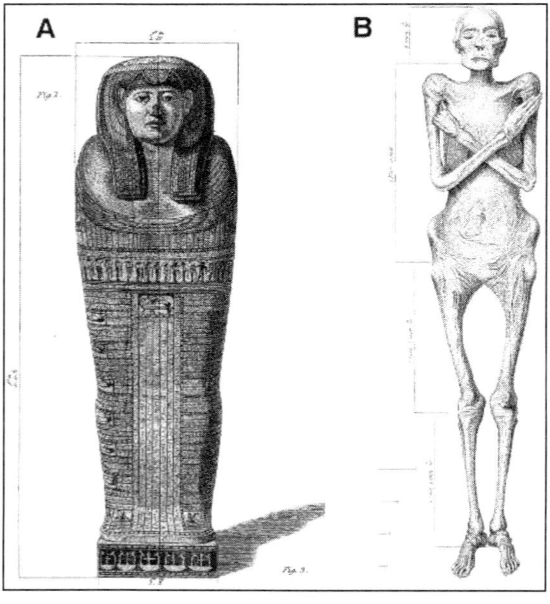

図5.1
Irtyersenuのミイラのスケッチ（1825 Dr.A.Granville）（Royal Society）

かと思われる。

2. 弥生時代に日本へ
■日　本

　日本における最古の結核症例は1998年から発掘が開始された鳥取県の青谷上寺地遺跡の5,000点の人骨の中から2点見つかった。進行した脊椎カリエスにより曲がった脊柱が2例確認されている（図5.2）。青谷上寺地遺跡からはウシの骨は1点も発見されていないので、この結核菌はヒト型と考えられる。この遺跡は、紀元前2世紀から紀元後2世紀、つまり弥生時代（BC300年～AD300年）のものである。この時代以前の三内丸山などの縄文遺跡（縄文時代 BC8000年～BC300年）から出土した

図5.2
弥生人骨の結核の跡
（井上貴央）

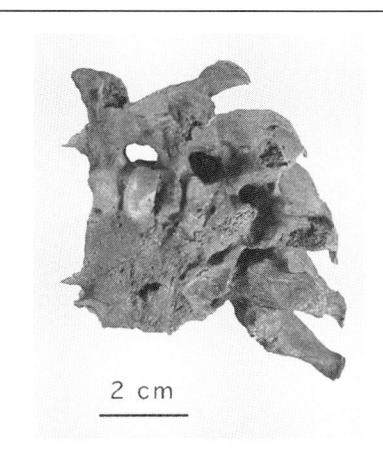

人骨に見られた結核症例（脊椎カリエス）

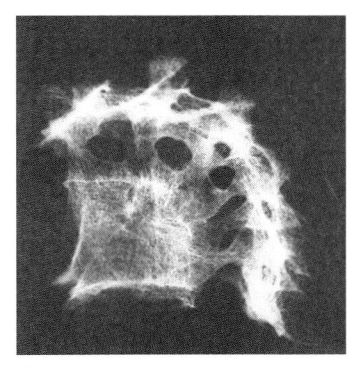

X線写真

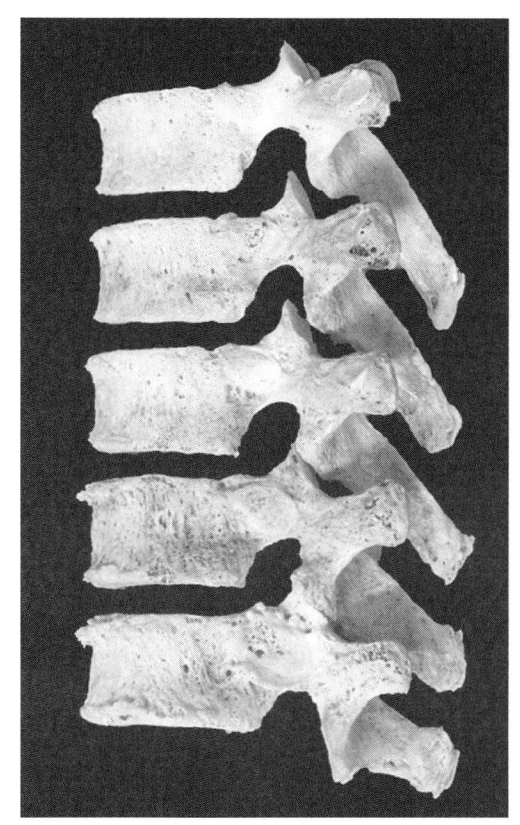

健康な人の椎骨（復元）

人骨からは、1,000体以上調べても1例も結核の痕跡は見つかっていないので、今のところ、日本における結核は大陸から渡ってきた弥生人がもたらしたものと考えられる。

　この時代の韓国・日本の遺跡の人骨に見られる結核の広がりは、中国の春秋・戦国時代（BC770〜BC221年）の混乱を避けて大量の難民が南（ベトナム）北（朝鮮半島）に移動した時期と一致する。つまり、この時代に東アジアで激しい人口移動があったことの反映であると思われる。

　弥生時代に続く古墳時代（300〜500年）に、日本列島に結核が広まったらしく、地理的に離れた少なくとも3カ所の遺跡（千葉県、東京都、宮崎県）の人骨に脊椎カリエスの痕が見られる。骨にまで障害が至らないケースについては、当然現代のわれわれは知るすべはないが、骨の病跡だけから見てもすでに古墳時代にはかなりの日本人が結核に悩まされていたものと思われる。倭 建（やまとたける）の活躍など古墳時代の一見「英雄時代」（石母田正）のイメージを伴う壮大な前方後円墳の築造の時代にも、すでに結核は人々を苦しめていた。

3．枕草子と源氏物語に書かれた結核

　結核は、近代になって病理学的に疾病として確立してからの名前である。病態としては肺結核、腸結核など多岐にわたるが、人々に結核の代表的なイメージを形成させた肺結核は、平安時代には「胸の病」と呼ばれた。

　清少納言の『枕草子』（996年頃成立）に、「病は、胸、もののけ、あしのけ、はては、ただそこはかとなくて物食われぬ心地」とある。胸の病には、当然心臓病も含まれていたが、多くは結核であったとされる。清少納言は「白き単（ひとえ）なよらかなるに、袴よきほどにて、紫苑の衣のいとあでやかなるをひきかけて、胸をいみじう病めば、友達の女房など、数々きつつとぶらひ、外のかたにも、わかやかなる公達あまた来て、（いといとほしきわざかな、例もかうや悩み給ふ）など、こなしびにいふもあり」と書いており、若い女性の胸の病に人々は深く同情している。

　同じ時期に書かれた『源氏物語』（1008年頃成立）にも、紫の上が胸の病を患い、光源氏が悲しんでいる様子が語られている。紫の上は、肺結核だった！

　これらは、平安時代の描写であるが、まるで、昭和期の堀辰雄「風立ちぬ」の描写そのままである。平安時代も近現代も、結核は若者を多く

冒した。若者、特に若い女性の結核は、多くの同情を呼び、数多の「結核文学」とでも言うべき文学作品の系列を生んでいるが、そのはじまりが枕草子に見られる。

4．鎌倉末期の人骨から結核菌DNA

　鎌倉市の由比ヶ浜南遺跡からは新田義貞の鎌倉攻め（1333年）の戦没者とみられる人骨が多数出土しているが、この中から、結核菌のDNAが検出された（星野敬吾）。カリエスらしい変形のある骨を分析した結果、1体の肋骨で結核菌のDNAが確認された。50歳前後の男性で、右股関節が結核菌で破壊されていた。鎌倉期の武士もまた、領地の確保（一所懸命）以外に結核に悩まされていた。

5．戦国から江戸時代の結核

　豊臣秀吉の優れた参謀（軍師）として知られている竹中半兵衛重治（1544〜1579年、35歳）は、肺炎か肺結核で亡くなったとされているが、発病からの時間（もともと病弱で1579年4月に病に倒れ、6月13日死去）を考えると肺結核の可能性が高いのではないかと考えられる。
　肺結核は、江戸時代には労咳、労瘵と呼ばれた。労咳は、疲労によって起こる咳をともなう衰弱を意味し、労瘵は疲れて擦り切れるという意味である。英語では消耗を意味するconsumption、漢方医学でも消耗症と言い、すべて次第に衰弱してゆく症状を捉えて名づけられている。コッホの結核菌発見（1882年）までは当然ながら結核の原因は不明であった。江戸時代にはその原因として暴飲暴食のせいで脾臓と胃が虚となるからだとか、消化不良の結果であるとか、精神の疲労のためとか、房事（性行為）過多のためとか説明した。問題は、結核は感染力が強く家族内感染が多かったことである。したがって発病には家系的なもの、現代科学的に言えば遺伝的要素があるのではないかという考えが当然ながら現われて、結核患者がいる家は労咳の家筋、胸の病の血筋と言われることになった。当然それは社会的な差別を呼ぶことになる。患者の存在が公に認められている地域環境では、患者は周囲の同情を呼んでいたが、別の環境では患者やその一族への差別を恐れて患者を遠隔地や自宅の中でも見えない場所に隔離して、一見その存在が無いかのようにすることがあった。患者は病気そのもので苦しみ、さらに日陰の身の精神的な苦しみを同時に負うことになった。農村では、納屋の片隅で人目を避けて呻吟するようなことも起きた。この社会的な風潮は、明治になってからも続いた。「かぜは万病の元」という諺があるが、それは元々は風

邪をこじらせて肺炎になって亡くなる事が多いことを意味していると考えられるが、咳や体のだるさという一見風邪に似た初期症状を持つ結核も、万病の一つとしてこの諺の中に含まれていたのではないかと思われる。

　幕末の結核患者には、激動の時代を反映して歴史上名前の知れた人物が登場してくる。新撰組の沖田総司（生年不明〜1868年、享年：24〜27歳）、奇兵隊を組織して、苦境にあった長州藩を幕府の攻撃や英国などの四国艦隊の攻撃占領から救った高杉晋作（1839〜1867年、27歳）、種痘の普及で知られる緒方洪庵などである。

　高杉の死は、同時代に刑死した吉田松陰、暗殺に倒れた坂本竜馬の死と同じように惜しまれる。彼らが長生きしていれば、明治時代の社会制度も、もう少し柔軟性・公平性を持ったのではないかと思われるからである。しかし、歴史に「もしも」はない。病死、刑死、暗殺を問わず才能ある人が若くして亡くなったのを知るのは、歴史の悲しみである。

Ⅲ．近代の結核大流行の背景
1．産業革命と結核の大流行

　結核が大流行する社会的背景として、都市への人口の流入、非衛生的で過酷な労働が指摘されている。これは、まさに18〜19世紀の産業革命期の英国の社会的特徴そのものである。イギリスで産業革命が始まった要因として、原料供給地および市場としての植民地の存在、清教徒革命（1641〜1649年）・名誉革命（1688〜1689年）による社会・経済的な環境整備、蓄積された資本ないし資金調達が容易な環境、および農業革命によってもたらされた労働力、などがあげられている。ヨーロッパ諸国間の7年戦争（1756〜1763年、北米領域ではフレンチ・インディアン戦争という）で勝利したイギリスは植民地の獲得という基本条件をこの戦争講和のパリ条約（1763年）で決定的にした。植民地を失ったフランスには産業革命成立の第1番目の条件がなくなってしまった。この産業革命の結果、都市に人口が集中し、労働条件が過酷で非衛生的になった。炭鉱労働者の置かれていた状況がその典型例である。

　皮肉なことに、産業革命期のイギリスで始めて結核の大アウトブレイクの条件が整ったことになる。そして産業革命の各国への拡大・普及に伴って結核の流行もイギリスから世界へ拡大して行くことになった。明治初期の日本から英国への留学生は、英国で結核を得て、学半ばに帰国したり、亡くなったりするものが多かった。

２．国民病（亡国病）、明治──戦前の文学者と結核、女工哀史

　明治期の日本では、都市化や近代工場化などがおこり、結核が流行し定着する条件が整ってくる。イギリスの産業革命と同じく近代化の皮肉な側面である。

　明治、大正、昭和（戦前）に、かけて結核患者も死者も増えて、文字通り「国民病」（更には「亡国病」）とまで言われるようになった。19世紀後半と20世紀前半の日本において、肺・気管支炎、胃腸炎と並んで結核は３大死因であった（１章　図1.3）。優れた文学関係者の結核死も多い（表5.1）。これは、国民病に工場労働者ではない文学者もまきこまれたというに過ぎない。代表的な３人をあげておく。

■石川啄木

　呼吸（いき）すれば、胸の中（うち）にて鳴る音あり。　凩（こがらし）よりもさびしきその音！
　病みてあれば心も弱るらむ！　さまざまの　泣きたきことが胸にあつまる。（以上２首、「悲しき玩具」1912年）
　今も猶　やまひ癒えずと告げてやる　文さへ書かず深きかなしみに
　（亡くなった1912年の元日）

　出版されたもの以外の啄木の遺稿が完全に残ったのは、自身も結核に冒されながら、遺稿の整理を続けた妻のおかげであった。

　　六号の婦人室にて今日一人死にし人在り南無あみだぶつ（石川節子）

■正岡子規

　名は常規（つねのり）。雅号の子規とはホトトギスの別名であるが、本名の常規と子規の「規」の字の同一性と結核を病み喀血した自分自身を、血を吐くまで鳴くと言われるホトトギスに喩えたものである。1896年脊椎カリエスを発症。脊椎カリエス発症後は寝たきりに。作品「病床六尺」「歌よみに与ふる書」など、和歌の近代化を進めた。野球を日本に導入した先駆者としても知られる。2002年野球の殿堂入り。司馬遼太郎「坂の上の雲」の秋山真之と愛媛県松山市の同郷、同窓生。

　糸瓜（へちま）咲て痰のつまりし仏かな
　痰一斗糸瓜の水も間にあはず
　をとゝひのへちまの水も取らざりき（以上辞世の句）

　当時、痰を取り除くのにへちまの水が有効とされていた。辞世の句か

氏　名	職　業	生年 - 没年	満年齢	メ　モ
(日本)				
新島襄	教育者	1843-1890	46	同志社創立
陸奥宗光	外交官	1844-1897	50	「かみそり大臣」
小金井良精	解剖学者	1859-1944	84	膀胱・腎結核
石川啄木	歌人	1886-1912	26	「一握の砂」
工藤カツ		1847-1912	65	啄木母
石川節子		1886-1913	26	啄木妻
樋口一葉	作家	1872-1896	24	「たけくらべ」
正岡子規	歌人、俳人	1867-1902	34	「病床六尺」
立原道造	詩人、建築家	1914-1939	24	「ゆふすげびとの歌」。中原中也賞受賞
堀辰雄	作家	1904-1953	48	「風立ちぬ」
矢野綾子		1910-1935	25?	堀辰雄婚約者
高山樗牛	文芸評論家	1871-1902	31	「滝口入道」
国木田独歩	作家	1871-1908	36	「武蔵野」
長塚節	作家、歌人	1879-1915	35	「土」。歌人として正岡子規の後継者
梶井基次郎	作家	1901-1932	31	「檸檬」
新美南吉	児童文学作家	1913-1943	29	「ごん狐」
八木重吉	詩人	1882-1911	28	「貧しき信徒」。残された妻は吉野秀雄と結婚
中原中也	詩人	1907-1937	30	「山羊の歌」
滝廉太郎	作曲家	1879-1903	23	「荒城の月」
荻原守衛	彫刻家	1879-1910	30	「女」。喀血死
竹久夢二	画家	1884-1934	49	「黒船屋」
笠井彦乃		1896-1920	23	夢二の恋人
渡辺与平	画家	1889-1912	22	夢二と並び称せられた。夢二へ影響も
関根正二	画家	1899-1919	20	「信仰の悲しみ」樗牛賞受賞
村山槐多	画家	1896-1919	22	「尿する裸僧」
中村彝	画家	1887-1924	37	「エロシェンコ像」
佐伯祐三	画家	1898-1928	30	結核後、精神病院で衰弱死。「郵便配達夫」
海野厚	作詞家	1896-1925	29	「背くらべ」「おもちゃのマーチ」
宮澤賢治	作家	1896-1933	37	[雨ニモマケズ]「銀河鉄道の夜」
岸田劉生	画家	1891-1929	38	「麗子像」、腎臓結核（？）による尿毒症
秩父宮雍仁親王	皇族	1902-1953	50	スポーツの宮様
(海外)				
Srinivasa A. Ramanujan	数学者	1887-1920	33	（インド）「インドの魔術師」と呼ばれた天才
Doc Holliday	歯科医師	1851-1887	36?	（米）OK牧場の決闘（1881年）、通称 Doc
李箱	詩人	1910-1937	26	（韓国）「逢別記」
フレデリック・ショパン	作曲家	1810-1849	39	（ポーランド）「ピアノの詩人」と呼ばれる。「別れの曲」
エミリア・ショパン		1813?-1827	14	フレデリックの妹。一緒に入院
マライア・ブロンテ		不明 -1821	?	（英）エミリーの母、癌と結核の併発
マリア・ブロンテ		1813-1825	12?	（英）エミリーの姉

エリザベス・ブロンテ		1814-1825	11?	(英) エミリーの姉
エミリー・ブロンテ	作家	1818-1848	30	(英)「嵐が丘」
ビビアン・リー	俳優	1913-1967	53	(英)「風と共に去りぬ」

年齢は満年齢。生年月日のわかる人のみ年齢記載。多くが極めて若くして亡くなったことが分かる。
?は誕生日不明により推定年齢
石川啄木やエミリー・ブロンテ、フレデリック・ショパンの一家に家族内感染や、集団感染の事例が見て取れる。
長塚節や立原道造、関根正二のように師弟や記念賞とその受賞者が共に結核である例も目立つ。

表5.1
近代以降結核で亡くなった人々
(日本を中心に)

ら彼の亡くなった9月19日を糸瓜忌という。

■堀辰雄

　有名な「風立ちぬ」(1936～1937年) は、冒頭に「風立ちぬ、いざ生きめやも」(Paul Valery「海辺の墓地」から) の引用がある。療養の甲斐なく婚約者は亡くなるが、彼はもう少し生き延びた。

　もちろん、才能を期待されながら結核で若くして亡くなったのは、文学者に限ったことではない (表5.1)。

　結核 (それもほとんど死病と同じ意味であった) が常在し、結核死が日常的であった時代の若者の死に至るまでの覚悟と自らの天職への極限的な努力は、結核死が非日常化した現代のわれわれとは異なる緊張と気迫が感じられる。

　結核がある意味、ロマンチックな病気であるというイメージを与えたのは、以上のような多くの文学者が患者であったこともあるが、それ以上に徳富蘆花の「不如帰」(ほととぎす)(1898～1899年、国民新聞連載) の影響が大きい。結核といえば、「不如帰」であった。結核で亡くなる主人公浪子の「あああ、人間はなぜ死ぬのでしょう！　生きたいは！　千年も万年も生きたいは！」は、すべての病に苦しむものの共通した叫びである。

　西欧においても若者の結核死は多かった (表5.1)。結核を題材にした作品として小デュマ A. Dumas fils「椿姫」(小説1848年、ベルディ作曲のオペラ上演1853年)。主人公ビオレッタは結核で亡くなる。「ラ・ボエーム」(アンリ・ミュルジェールの小説「ボヘミア生活の情景」1849年を基盤に、プッチーニ作曲の上演1896年)。主人公ミミは肺病で死亡。また、トーマスマン「魔の山」は結核療養所を舞台にした作品。

　これらの作品は、日本においてもヨーロッパにおいても、当時いかに結核が身近なものであったか、若者の命を簡単に奪うものであったかということを教えてくれる。

　2010年日本公開の映画 (2009年米国製作) に「インビクタス (負けざる者たち)」というのがあった。南アフリカで人種差別に反対したため

に27年間も獄中にあったマンデラが、出獄して大統領に就任し、白人・黒人間の融和を図りラグビーワールドカップで南アフリカが優勝するまでの話である。映画の内容にふさわしい実に良いタイトルであるが、このインビクタス Invictus と言う題の詩こそ、マンデラが獄中で毎日復唱し、自分を励ましていた詩である。詩の作者は、ヘンリー William Ernest Henley（1849～1903年）であるが、彼は12歳の時に結核に感染して、カリエスになり、そのために左足を切断している。そして詩人は、この詩を作ることによって片足を失った自分を励ましている。

「門がいかに狭かろうといかなる罰に苦しめられようと私は我が運命の支配者我が魂の指揮官なのだ」

図5.3
「風立ちぬ」の舞台
病室

ヘンリーの友人であったスティーブンソン Robert Louis Stevenson（1850～1894年）は、ヘンリーのイメージから彼の出世作の「宝島（Treasure island）」（1883年）の登場人物、一本脚の海賊シルバー Long John Silver を創り出した。結核は未だに日本でもイギリスでもかなりの患者を出している

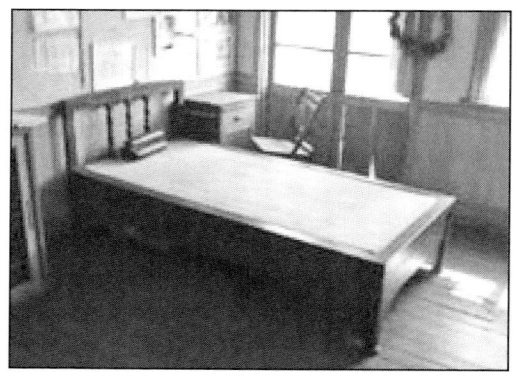

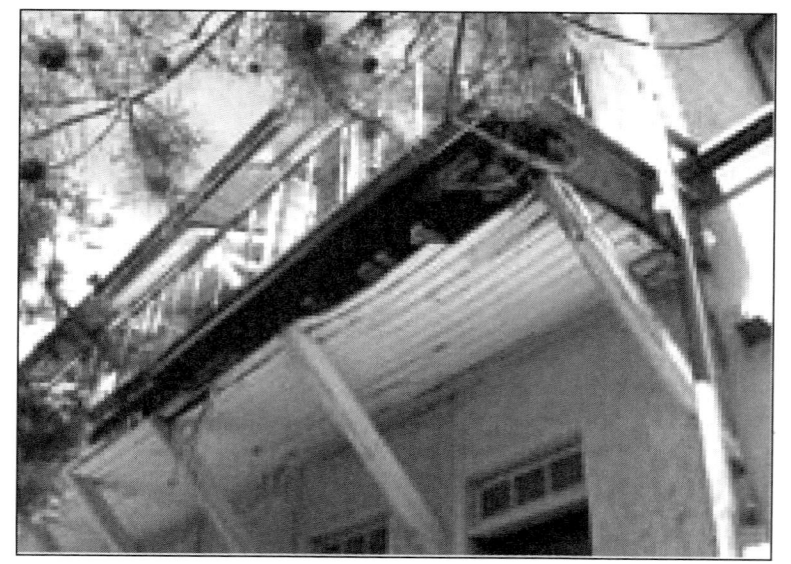

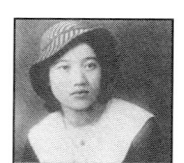

「風立ちぬ」の節子のモデルとなった矢野綾子

旧、富士見高原療養所

が、現在ではカリエスになる前の段階で発見治療されている。結核の深刻度は、当時と今とでは比較にならない

「女工哀史」（1925年）は細井和喜蔵の作。富国強兵時代の女工（特に紡績工場）の過酷な労働について書いている（図5.4）。政府は、女工らの労働状態の惨状に対して1911年工場法制定、1916年実施。しかし、この法実施以前は、深夜労働も当たり前で、3カ月間で病気（結核など）が治らないと自動的に解雇され故郷の農村で納屋に潜みながら若くして亡くなった。ほとんどは結核。

後年（1968年）、山本茂美が「あゝ野麦峠―ある製糸工女哀史」を書く。この本の工女は綿花の紡績ではなく、生糸の製糸に従事していた工場制手工業の女工である。産業革命による近代的な工場でなくても、非衛生的で過酷な労働条件では同じように結核は存在した。

一般に新興感染症に対する対策は、未知の病気であるがゆえに後手に回らざるを得ないが、富国強兵に邁進する当時の日本政府は、国民の健康維持に対する対策が常に遅れて「後手」になっていた。

1933年の結核死亡者数は、126,703人で全死亡者数の10.6％に当たる。このうち15～34歳の結核死亡者数は、80,503人で全結核死亡者数の64％も若者が占めている。

Ⅳ．結核療養所

結核治療の1つとして、空気の澄んだ場所でのサナトリウム療法が実施されていた。堀辰雄が入所（1935年）した富士見高原療養所は1926年設立で、当時日本で唯一の高原サナトリウムであり、小説家でもある正

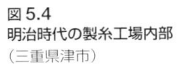

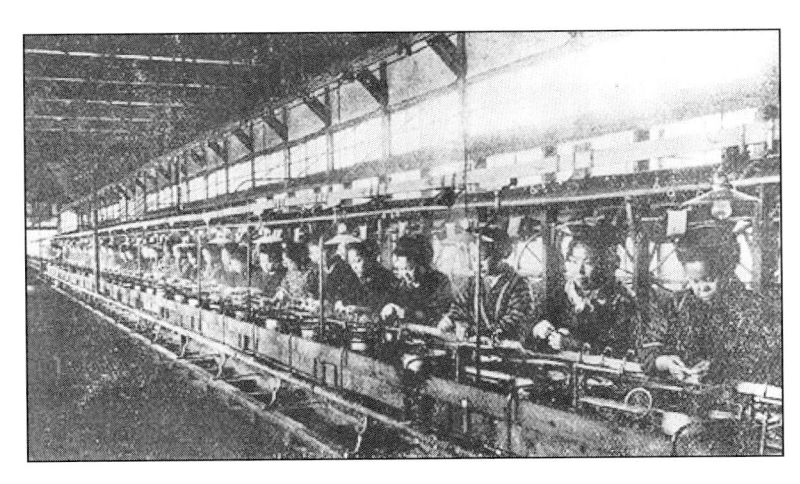

図5.4
明治時代の製糸工場内部
（三重県津市）

木不如丘(ふじょきゅう)（1887〜1962年）が院長として個人経営していた私立結核療養所であった。開設時の入院料は1日あたり、特別室20円、特等5円、一等4円、二等3円、三等2円。1931年当時の小学校教員の初任給が、45〜55円、大学出のエリート銀行員の初任給が70円程（1927年）であったので、ここは余程経済的に恵まれた人達しか入院できなかった。

ここには、横溝正史（1902〜1981年、推理小説家）が1933年に入院している（彼は戦後のストレプトマイシン治療のお陰で回復）。また竹久夢二も、1933年に入院する。しかし、看病する者も、入院費用もなかったので、旧友である院長の正木が、特別室を用意し、亡くなる1934年まで看病したといわれている。正木は作家（「木賊(とくさ)の家」など）で得た収入をサナトリウム経営に注ぎ込んだといわれている。

もちろん公立の療養所はあったが、その実情はほとんど医師に見放された重症患者の隔離場所、死に場所であった。当時の平均的な結核死亡率に比べて、高原サナトリウムへの入院患者の死亡率は、7.2％と驚くほど低い。この高原サナトリウムは、生きのびることのできる希望の場所であり、結核で隔離されるということと、経済的にゆとりのある患者が来るという社会的身分の点でも極めて例外的で特別な場所であった。病や婚約者の死という悲劇的な「風立ちぬ」ではあったが、その実態は大変恵まれた悲劇であった。

戦前の医者は、はじめて結核にかかった患者にはっきりと「肺結核」と告げることがなく、「肺門淋巴腺」、「肺浸潤」などと病名を曖昧にした。それは、結核は不治の病であり、死亡宣告に等しかったからである。当時の女性患者の場合には、さらに離婚が待っていた。したがって本当の病名を患者に告げない。これは現在で言えば、「癌」の告知問題と同じようなものである。現在では、がんも治ることが増えてきたので、がん宣告以上のものであったとさえいえる。

1889年、兵庫県須磨浦に最初の結核療養所が民間の手で作られた。1936年頃から結核患者が増加し死因第一位となり、「亡国病」とまで呼ばれる事態になったので、やっと1937年国立結核療養所官制が公布され、茨城県村松の晴嵐荘が初めての国立結核療養所となった。

私の父は、私が小学校低学年の頃の半年ほど、肺浸潤であったが、その時わが家の敷地に続く畑の中にガラス張りの温室を作っている。板張りの床で、父がよくそこで新聞を読んだりしていた。われわれ兄弟も寒い季節にはよく中で遊んでいた。そういえば、温室という名前なのに、植物は1鉢もなかった。今にして思い当たるが、このガラス温室は、父の療養用の自家製サナトリウムだったに違いない。

Ⅴ. 病原体の発見と病態の解明
1. コッホの結核菌発見とコッホの原則

　産業革命以降の近代国家の国民を悩ませた結核に対する人類の科学的な戦いはロベルト・コッホ（Robert Koch 1843〜1910年、図5.5）に始まる。彼は純粋培養や染色の方法を改善し、細菌培養法の基礎を確立し、炭疽菌、結核菌、コレラ菌を発見した。結核菌を発見したのは、1882年3月24日であり、この発見の日、3月24日は1997年に世界結核デーに制定されている。コッホはこの結核菌の発見で1905年ノーベル生理学・医学賞を受賞。

　今日に至るまで使い続けられている寒天培地やシャーレは彼の研究室で発明された。彼は、細菌学への多くの貢献でルイ・パスツール（1822〜1895年）とともに、「近代細菌学の開祖」とされる。中でも今も生き続けている有名なものとして、感染症の病原体を証明するための「コッホの原則」がある。

　1．ある一定の病気には一定の微生物が見出されること
　2．その微生物を分離できること
　3．分離した微生物を感受性のある動物に感染させて同じ病気を起こせること
　4．そしてその病巣部から同じ微生物が分離されること

の四つからなり、コッホの4原則と呼ばれる。この原則は、バリエーションが広まり、多くは「コッホの3原則」として記載されている。感染症とその原因となる病原体の確定には、この原則が必須であり、黄熱病、ポリオ、おたふくかぜなどのウイルス感染症において、ウイルスではない菌などを「発見」した野口英世の誤りは、このコッホの原則を無視したからである。

　コッホはベルリン大学の研究室で多くの細菌学者を育てた。留学生も多い。物理学におけるコペンハーゲンのニールス・ボーアと同じで、微生物学研究の大きな潮流の源のような存在である。

　ゲオルク・ガフキー（腸チフス菌を発見）、フリードリヒ・レフラー（ジフテリア菌分離に成功、口蹄疫ウイルスを発見）、エミール・ベーリング（血清療法の研究、1901年ノーベル生理学・医学賞を受賞）、パウル・エールリヒ（化学療法の研究、1908年ノーベル生理学・医学賞を受賞）、北里柴三郎（破傷風菌を純粋培養、ペスト菌を発見）。ヨーロッパにおけるコッホ研究室の大きな存在、そして北里の業績から北里がそのままベルリンに留まっていれば、ベーリングと一緒にノーベル賞が与えられていたのではないかという解釈がいまだになされるのも、もっとも

図5.5
Robert Koch
1843〜1910年

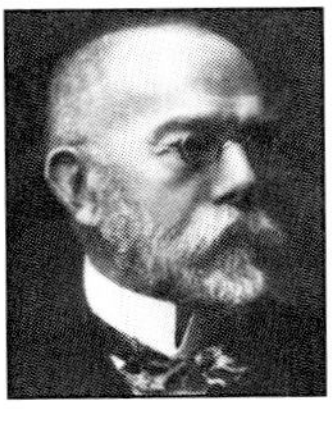

である。その後の日本の医学研究の発展への刺激という点では、残念なことであった。

　ベルリンにはコッホの名を冠したロベルト・コッホ細菌研究所があり、ロベルト・コッホ賞が創設され医学の基礎研究に貢献した研究者に授与されている。北里柴三郎は北里研究所にコッホ神社を建立している。

2．分かってきた結核の病状

　結核菌が発見されたことにより結核の診断、多岐にわたる病状の解明などが進んだ。結核の英語名 Tuberculosis の語源は、患部に小結節（ラテン語で tuberculum）ができることによる。分かったことは、結核は多くが空気感染であり、肺などの呼吸器官での発症が多い。しかし、中枢神経（髄膜炎）、リンパ組織、血流（粟粒結核：肺の広い範囲にわたって1〜3mm大の粒状の陰影が見られる。これが粟の種に似ているので、名づけられた）、泌尿生殖器、骨、関節などにも感染し、発症する器官も全身におよぶ。結核菌 *Mycobacterium tuberculosis*（図5.6）はさまざまな器官において細胞内寄生を行い、免疫システムはこれを宿主細胞とともに攻撃するため、広範囲に組織が破壊され、放置すれば重篤な症状を起こして高い頻度で死に至る。肺結核における激しい肺出血とそれによる喀血、またそれによって起こる窒息死がこうした病態を象徴する。感染者の大部分は症状を出さず、無症候性、潜伏感染が一般的である。潜伏感染の約10分の1が最終的に発症し、治療を行わない場合発症者の半分が死亡する。逆に言えば、結核菌を持ちながら発症しない方が圧倒的に多い。すなわち、結核菌感染者は、天然痘のように感染によって必ず外に明確な症状を示して、他の人からあきらかに見えて容易に診断できるということがない。結核対策の困難さがここにある。

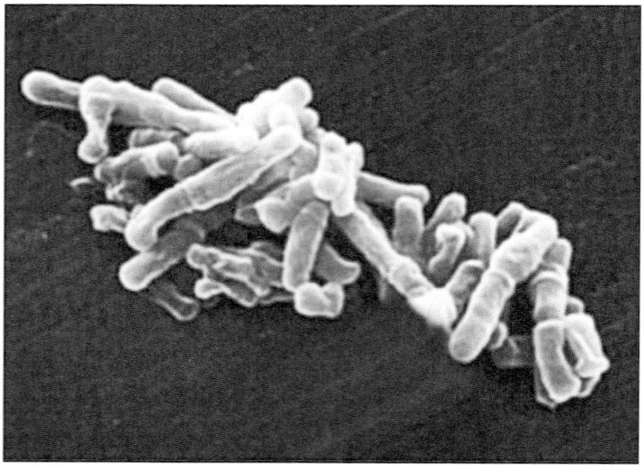

　結核菌の染色は難しかった。しかし、媒染剤を加えて加温しながら染色を行うなどの強力な方法を用いると、染色が可能になるだけでなく、一旦染まった色素液が脱色されにくいという特徴を持つ。そして、強い脱色剤である塩酸アルコールに対しても脱色抵抗性を示す。この染色法

図5.6
結核菌の走査電子顕微鏡写真（鈴木定彦）

を抗酸性染色と呼び、この方法で染色されるマイコバクテリウム属は抗酸菌と呼ばれる。結核菌はもちろん抗酸菌に含まれる。

3．日本の結核研究所

　結核の社会的大きさから日本に、結核の名を冠する研究所がいくつか作られた。

　かつて東北大学に抗酸菌病研究所というのがあった。それは「抗酸菌病（結核と癩）の予防および治療に関する学理ならびにその応用を研究する」ことを目的として、1941年に創設されたものである。結核患者の減少など疾病構造の変遷により1993年に「加齢医学の学理と応用に関する研究」を目的とする加齢医学研究所に改組された。

　また、東北大学と同じ1941年に、京都大学に結核研究所が設置された。この研究所は改組改称を繰り返して、1998年には、1990年設立の生体医療工学研究センターと統合して再生医科学研究所になっている。この再生医科学研究所こそ、2007年には、山中伸弥教授の人工多能性幹細胞（iPS細胞：induced pluripotent stem cell）に関する論文によって、世界的に有名となった研究所である。

　iPSに関しては2008年1月22日に京都大学物質―細胞統合システム拠点にiPS細胞研究センターが設置され、2010年4月1日にiPS細胞研究所と改名。英語名はCenter for iPS Cell Research and ApplicationでCiRA（サイラ）と略称されている。一方、再生医科学研究所はそのまま現在も存在。

　結核予防会は、1939年当時の皇后（香淳皇后）の令旨を受けて、設立された公益法人である。その傘下にある結核研究所は、日本と世界の結核対策を支えるための研究と人材育成を使命として、国および地方公共団体に対する新しい政策の提言、技術の開発、情報発信、人材育成、国際協力などの役割を果たしている。近年では、アフリカなど途上国における結核対策の人材育成を目的に国際研修に取り組み、2008年5月現在で2,056人に及ぶ研修生を育て上げている。

Ⅵ．結核治療
1．BCG、tuberculin

　ウシ型結核菌を発見したのは、パスツール研究所のカルメCalmette（図5.7）とゲランGuerinである。したがって弱毒化したその菌を使う結核のワクチンは、BCG（Bacillus Calmette Guerin）と呼ばれている。このワクチンの原理は、牛痘でヒトの天然痘を予防したジェンナー

のやり方と同じ免疫学的交差性の利用である。Calmette は1891年設立されたベトナム（当時はフランス領インドシナの一部であった）のホーチミン市のパスツール研究所の初代所長であり、後に1918年からパリのパスツール研究所の所長になった。ツベルクリン Tuberculin はコッホが治療用に開発した（1890年）が、現在ではその皮内反応を利用して診断・検査用に使われている。名称は勿論 tuberculosis から来ている。

2. ストレプトマイシンと化学療法剤による患者の激減

streptomycin は、1944年にアメリカのワックスマンが、放線菌であるストレプトミセス・グリゼウス *Streptomyces griseus* の培養液から抽出した、結核菌に有効なアミノグルコシド系抗生物質である。硫酸ストレプトマイシンとして使用されている。この発見により結核の死亡率が激減した。1950年頃を境にして先進国では、3大死因が結核を含む感染症から生活習慣病に交代している（1章図1.3）。この交代こそ、われわれの世代から結核が消えていった時代であった（第1節）。ワックスマンはこの業績により1952年ノーベル生理学・医学賞を受賞。抗生物質 Antibiotics という単語は彼の造語である。パス（PAS、パラアミノサリチル酸）、イソニアジド isoniazid とともに三大抗結核剤として長期間使用されてきたが、耐性菌の出現や、副作用として難聴やショックが起こることがあること、また新しい抗結核剤（リファンピシンなど）へと治療法が拡大したことなどから、以前よりは使用量は減っている。注射のみで適用され、内服では吸収されない。

1956年、当時魔法の薬であると思われていた抗生物質が完全でないことを世に知らしめる2つの事件が日本で起きている。結核患者である大原富枝が「ストマイつんぼ」で女流文学賞を受け、この言葉が流行語になった。ストレプトマイシンの副作用による難聴である。もうひとつは、現職の東大法学部長であった尾高朝雄のペニシリンによるショック死であった。東大法学部長の社会的

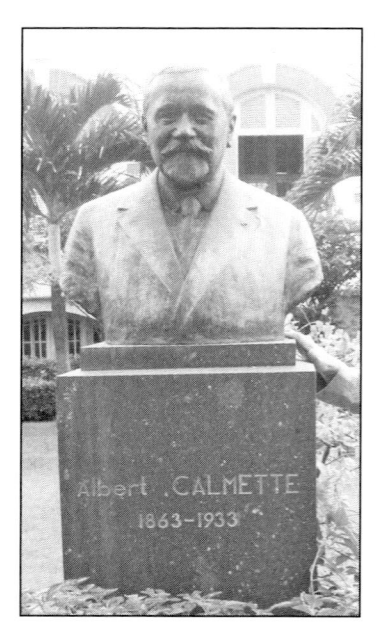

図 5.7
カルメの胸像

存在の大きさと魔法の薬ペニシリンの輝くばかりの虹の色のあでやかさは、現在（2013年）の比ではなかった。したがってその社会に対する衝撃も大きかった。同じ1956年、福永武彦（1918〜1979年）が結核患者の視点で書いた「風土」（完全版）を刊行している。彼は、幸いにも化学療法のおかげで長生きできるようになった初期の世代に属する。

私の父は老年になってからわずかに耳が遠くなった。加齢現象であるかも知れないが、母は「ストレプトマイシンのせい」だと言っていた。

現在私が属する理化学研究所の一般公開の感染症の展示コーナーに毎年来て熱心に質問する人が、「結核のストレプトマイシン治療で難聴になった」と身振り手振りで話した。しかし、「結核が治って生き延びられて嬉しいです」と明るく話していた。

3．複十字シール

結核を撲滅・予防するために使われる複十字シールというのがある。1903年にデンマークで慈善募金運動のためにクリスマス・カードにシールを貼ったのが起源という。その当時、世界中で死亡原因上位とされていた結核対策への募金手段として考案された。日本では1952年から結核予防会から発行されている。デザインの元になったロレーヌ十字は、ロレーヌ公ゴドフロワ・ド・ブイヨンが彼の旗にこの十字を描き、第1回十字軍（1096〜1099年）に参加し指導的役割を果たしたところから、「ロレーヌ十字」と呼ばれるようになり、キリスト教世界では回復や平和のシンボルとされるようになった。その表われが、フランスをイギリスから奪還する戦いをしたジャンヌ・ダルクの象徴とか、第二次世界大戦中のシャルル・ド・ゴールの下の自由フランス（France libre）の公式シンボルとしての採用であった。しかし、今や複十字はその起源を探れば行きつくロレーヌ十字とは全く別のものとして結核キャンペーンに役立っている。

Ⅶ．結核に関連する話題
1．結核の迅速診断

抗酸菌は、増殖の遅い（菌が形成するコロニーが肉眼で判別可能なまで増殖するのに1週間以上かかる）遅発育菌群（slow growers）と、増殖の早い迅速発育菌群（rapid growers）、培養不能菌（らい菌のみ）の3つに大別されている。結核菌はこのうち遅発育菌群に属し、分離培養には3週間以上かかることがある。これでは、迅速な診断と治療・公衆衛生学的な対策には間に合わないということで、近年迅速診断法が開

発されてきた。いずれも菌の遺伝子を増幅して検出するものである。PCR（Polymerase Chain Reaction）やLAMP（Loop-Mediated Isothermal Amplification。結核用に2011年4月18日認可）法が使われて数時間で判定できるようになった。

２．結核菌とハンセン病菌との近縁関係

　現在では、培養不能菌であるとされているらい菌（ハンセン病の病原体）も、分類上は結核菌に極めて近いことから、培養の試みが長い間なされてきた。病原体自身に近縁関係のあることから当然ながら結核研究者が多く取り組んできた。かつて新聞などでらい菌の培養成功という報告が何度も出たが、すべて追試不能であった。らいの治療も結核の治療法を参考にして著しく進歩して、現在では治療可能な疾病になった。まだ残る社会的偏見からも完全に自由になる日が早いことを祈っている。

３．免疫賦活化作用と丸山ワクチン

　昔から、医師の間では、結核患者にはがんが少ないという印象が持たれていた。そこで、結核菌の抽出物をがん患者に注射するという試みが行われた。いわゆる丸山ワクチンである。これはヒト型結核菌からタンパク質を除去した後、抽出したリポ多糖（LPS）を主成分とする。大規模な疫学調査では丸山ワクチンにはがんを抑える有意な作用はないとされて、医薬品としては認可されていない。逆に副反応もないという。1991年「放射線療法時の白血球減少抑制剤」としてのみ認可されている（「アンサー20」（ゼリア新薬工業）。免疫学の研究から、結核菌の成分には免疫賦活化（免疫力増強）効果があることが知られており、丸山ワクチンはがんに対する免疫賦活化という点で効果がある可能性がある。

Ⅷ．なぜ、また結核なのか？
１．菌の逆襲──薬剤耐性、超多剤耐性菌

　結核は未だに多くの人々の命を奪い、日本でも患者・死亡者が少なくない。2011年における新規患者22,681名、（厚生労働省）である。その一つの原因として、国民病の汚名をそそぐのに役立った化学療法剤に耐性を示す菌が現れて来たことにある。イソニアジド、リファンピシンに耐性を持つ多剤耐性菌（DR）、さらには4つ以上の主要抗結核剤に耐性を示すものさえ現れた（超多剤耐性菌：XDR）。人類は、結核菌を制圧したと思っていたけれども、自然の仕組みは人知をはるかに超えてお

り、未知の部分が大きい。結核菌も自らの生存のために自己の遺伝的知恵を働かすことになる（ドウキンスの言う、利己的遺伝子）。2009年には、アメリカの超多剤耐性結核の患者が衛生当局から禁止されていたにもかかわらず飛行機で海外旅行をして大きな社会的問題になった。幸いこの時には、この菌による新たな感染者は出なかった。

　現在の重要な研究対象の一つとして、この耐性菌出現に対する新たな治療法の開発がある。

２．エイズと結核との結びつき

　1981年エイズ AIDS（Acquired Immuno Decificiency Syndrome）が新興感染症として発見された。AIDS による死は、AIDS の原因ウイルスである HIV（Human Immunodeficiency Virus）の直接の作用によるのではなく、HIV 感染の結果起きた免疫低下のせいで、免疫力が正常ならばまず問題は起きないはずの病原体の感染とその感染症の悪化によって亡くなるのである。逆に言えば、多くの感染症は自分自身の正常な免疫力で防がれている。AIDS 患者に感染して（あるいは、活性化されて）、死に至らせている最大のものが結核菌である。

　結核は、世界で毎年約170万人の命を奪い、900万人が新たに発病している。結核は HIV/AIDS 患者の最大の死因のひとつであり、過去15年で、HIV 感染者の多い国では結核の新規感染例は３倍に増加した。HIV/AIDS 患者は、非感染者と比較して結核を50倍も発病しやすく、世界の HIV/AIDS 患者3,300万人の約３分の１は潜伏結核に感染している。HIV 感染者や AIDS 患者の多いアフリカでは、結核の死亡が拡大しており、大きな問題になっている（図5.8）。世界の現状をみると、今や結核対策は AIDS 対策でもある。したがって、AIDS 対策が成功しなければ、結核対策も成功しない。

　この結核患者の世界的な指標は、世界銀行の Good governance の指標とほぼ一致する（図5.9）ここでは、政治的安定性の指標のみを示す）。すなわち、民主化・経済発展・国家形成（特に公衆衛生に関連が深い国家形成）における貧困が、感染症の蔓延と相関するという図式である。感染症問題というのは、実は経済社会問題なのである。先進国で３大死因が1950年頃に感染症から生活習慣病に交代したという図式は、途上国では全くあてはまらず、未だに感染症が主要死因である。結核根絶への道は遠い。

　2010年１月12日の大地震（死者31万６千人）に襲われたハイチで「ハイチのマザーテレサ」と呼ばれている日本人女性がいる。医師で修道女

の須藤昭子（85歳）である。失業率70％の貧困、治安悪化、政治の混乱が続くハイチで、30年以上医療支援を続けてきた結核専門医である。大地震後も、すぐに駆けつけて診療所の再建に当たっている。彼女は「仕事なら定年があるが、これは私の人生なので定年はない」と言っている。誰にでもできることではないが、感染症研究・対策や支援で必要なのは、このような長期にわたる人的貢献であろう。

英国では結核が再興して問題になっている。英国の罹患率はこの15年間に徐々に増加し、2009年には患者が9,000人以上になった。ロンドンからの報告例がその40％弱を占める。患者の85％は、少なくとも2年間英国で生活しており、海外からの結核患者の流入ではない。患者発生の環境は、粗末な住宅、不十分な換気、過密であり、19世紀の英国での結核大流行時と同じ状態である。

3．日本における再興感染症としての結核

現在の日本における結核は軽症化、高齢化しているが、消えていない。昔のような若者の病気ではなくなり、患者の多くは高齢者である。2011年における新規患者22,681人（死亡2,162人）は12年連続で減少しているが、この内70歳以上がに約50％である（厚生労働省）。高齢化に

図5.8
国別結核患者の推計数
（2007年）（WHO）

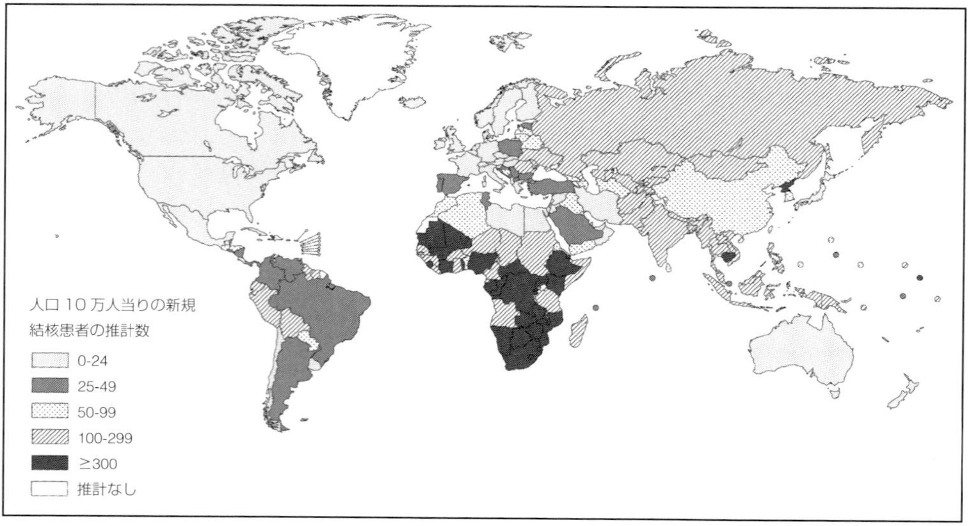

人口10万人当りの新規
結核患者の推計数
- 0-24
- 25-49
- 50-99
- 100-299
- ≧300
- 推計なし

よって免疫力が低下して体内に潜んでいた結核菌が発症や再発を起こすなどの例である。現在、「結核は過去の病気ではない」というスローガンで注意の喚起が叫ばれている。日本における結核患者の減少や、軽症化により、患者を診て直ちに結核と診断できないことも増えてきたという。臨床家への研修や社会に対する啓発などが必要になってきている。

2007年4月、結核予防法は感染症法に統合された。それに先立つ1999年4月に、エイズ予防法が感染症法に統合されている。また、ライ予防法は1996年4月に廃止され、疾患名もハンセン病に改められた。このように、感染症に関してバラバラだった法律は、全て感染症法の1つに統合された。

4．膀胱がん治療への応用

結核菌には、免疫増強効果があることが知られていると書いたが、その免疫増強効果が実際に膀胱がんの治療に使われている。膀胱がんには、上皮内がん、表在性膀胱がん、浸潤性膀胱がんの3タイプがあるが、この内で膀胱上皮内がんの場合に、BCGを膀胱内に注入する。このBCG注入療法で完全にがんがなくなる可能性は約70％と高い。また、表在性膀胱がんの手術後の再発予防としてこの治療を行うことがあ

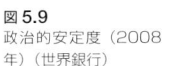

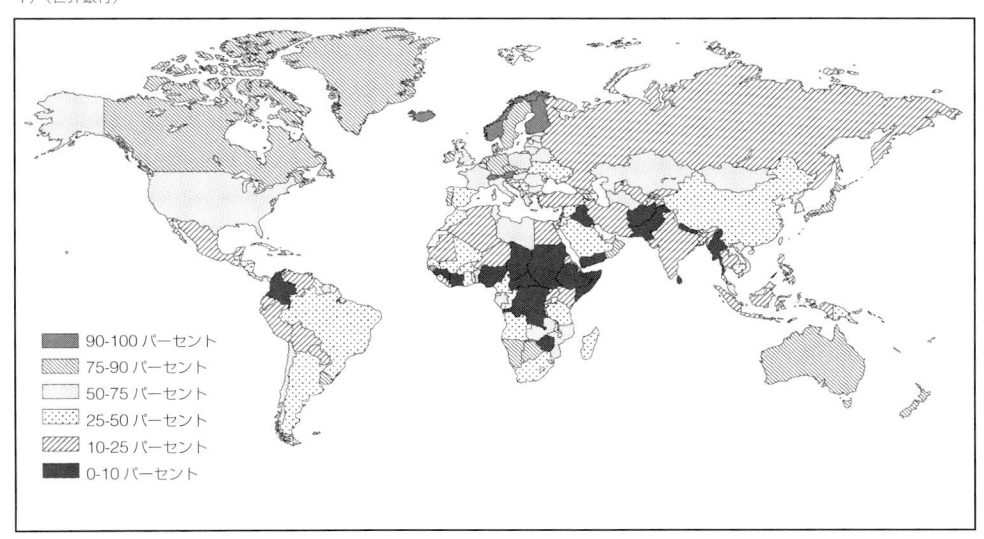

図5.9
政治的安定度（2008年）（世界銀行）

るが、この場合には副反応もあり症例を慎重に選んでいる。忌み嫌われることの多い結核であるが、その結核菌が、がんの治療に役立っているのは、嬉しい話である。

Ⅸ.「過去」の病気にするために

　結核の大被害から逃れつつある現代人は、結核菌を発見したコッホや死病から人類を開放した抗結核剤を発見したワックスマンなどの研究者を忘れてはならない。結核についても、「井戸の水を飲む者は、井戸を掘った人への感謝を忘れてはならない」。近代日本において結核で亡くなった人の年齢を見てみると、いかに当時の平均寿命が低いとはいえ、ほとんど青年期に亡くなっていることに気がつき、痛ましく感じる。結核は多くの若者の命を奪った感染症であった。残念なのは、結核が未だに過去の病気ではないことである。表面的には耐性菌の出現や、AIDS患者での発症などの結核菌側のしたたかさがあるとはいえ、人々のもはや感染症は制圧したという安心感や軽視により感染症研究者の数が減り、結核専門医が減り、結核を容易に診断できない臨床家が増えるなど人材育成の問題、すなわち人間側の問題が背景として大きい。結核を文字どおり「過去の病気」とするための、積極的な取組が、国際的にも、国内的にも求められている。

第6章 「麻疹(はしか)」
天然痘と並ぶ2大感染症だった

Ⅰ. 麻疹の3エピソード
1. コナ・コーヒー

　2005年の正月を、私はアメリカと日本に分かれていた家族が合流したハワイで迎えた。オアフ島からハワイ島に渡りコナ Kona に泊まった。コナはコーヒーで有名であるが、そのコナ・コーヒーの誕生には、実は麻疹が大きな原因であったことをその時に知った。

　ハワイ王国のカメハメハ Kamehameha 2世（カメハメハ大王の子）とカママル Kamamalu 王妃が英国に旅行し、麻疹にかかり2人ともそこで亡くなった（1824年）。そもそも太平洋諸島の人々は麻疹の免疫がなかった上に、大人の麻疹は一般に小児よりも重症化する傾向がある。オアフ島の知事のボキ Boki は、2人の遺体を船に載せてハワイまで運んだ。途中船はブラジルのリオデジャネイロに寄港したが、そこでボキはコーヒーの木を入手して帰り、オアフ島からハワイ島のコナに持ち込んだ。現在、ホワイトハウスの公式晩餐会のコーヒーは必ずコナ・コーヒーを使う。

2. 2007年、大学の困惑──成人麻疹

　2007年、日本の高校・大学は「成人麻疹」で大きく揺れた。学生に麻疹患者が発生したからである。麻疹は感染力が強いので、1人でも患者が出れば、ほとんどの場合感染が学校内に広がり、学校当局は対策に翻弄された。あげくの果てには学級閉鎖、学校閉鎖にまで事態は拡大した。高校73校、大学83校が休校した。このような事態は、インフルエンザを除いて、感染症ではかつてなかったことである。学校関係者の最大の驚きは、「子供の麻疹が、なぜ大人に？」であった。

　麻疹ワクチンが1978年に定期接種として小児に導入されて以来、日本における麻疹の患者総数は、導入前の1/100～1/1000にまで減少し、現在では周囲に麻疹患者を見ることが少なくなっていたので、なおさら驚きが大きかった。

　この経験から、教育委員会や各大学などは、感染症対策の重要性に改めて気付き、入学時の麻疹などに対するワクチン接種記録の確認、免疫の有無の検査や、ワクチンの無料接種などの方策を導入した。また、厚生労働省も成人麻疹対策を主な目的として、急拠2008年4月から中学1

年生と高校3年生にもワクチン接種を開始した（5年間限定）。これらが効果を発揮して、2008年には全年齢でまだ11,007人の患者がいたが、2011年には434人となり、麻疹はもはや話題にならなくなるほど減少した。

　麻疹の感染力の強さと、普段は軽視していたワクチンの絶大なる効果との2つを強く印象づけた騒ぎであった。感染症もまた「天災は忘れた頃にやってくる」（寺田寅彦）のである。

3．麻疹で片目を失明
　2010年3月21日の朝日新聞朝刊に、1歳の時に罹った麻疹で片目の視力を無くしたという、現在80歳の墓守の女性が取り上げられていた。麻疹が脳炎やSSPE（Subacute Sclerosing Panencephalitis、亜急性硬化性全脳炎）を起こすことについては良く知っていたけれども、失明の原因になることは知らなかった。少し前までは、麻疹で苦しめられた人は予想以上に多かったことに驚かされた。調べてみると戦後まで、麻疹が多くの人の失明の原因になっていた。天然痘による失明に次いで多かったと思われる。

II．麻疹の歴史
1．麻疹ウイルスは牛から
　麻疹ウイルスは、その遺伝子が1本鎖のマイナスセンスのRNAであり、パラミクソウイルス科 *Paramyxoviridae* のモービリウイルス属 *Morbillivirus* に属する。モービリはラテン語のmorbus（disease 病気）に由来する。つまり、かつてヨーロッパ社会では病気といえばすなわち麻疹だったのである。麻疹はそれぐらい重篤で、かつ誰もが罹る病気であった。モービリウイルス属の中で、類縁ウイルスの遺伝子について系統関係を比較してみると、麻疹ウイルスは独立した分岐を作らず、ウシのウイルスである牛疫Rinderpestウイルスと同じ分岐に

図6.1
麻疹ウイルスの系統関係

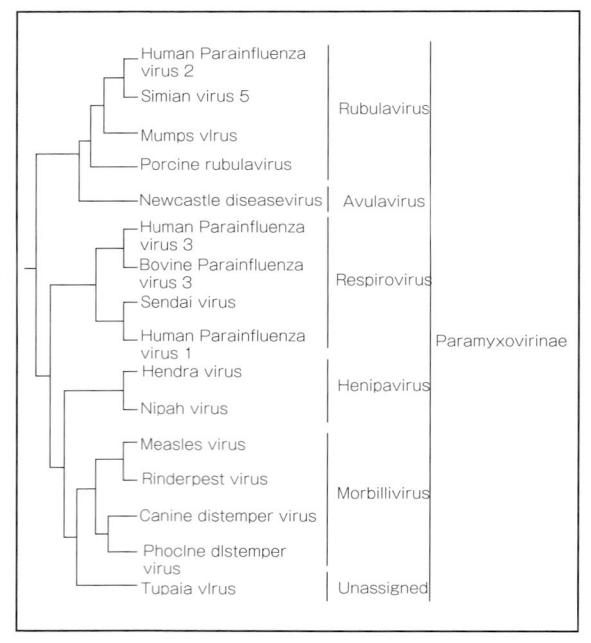

Measles：麻疹。Rinderpest：牛疫

属する。これは、麻疹ウイルスが牛疫ウイルスを起源としているからであると考えられている（図6.1）。ヒトが昔、牛を家畜化する過程で、現在の牛疫ウイルスの祖先ウイルスの中にヒトのレセプター（受容体）を利用できるものが現れ、現在のヒト麻疹ウイルスへ進化したと考えられる。ウシの家畜化が始まったのは、1万年ぐらい前といわれている。しかし、麻疹のある程度の流行が起きるためには人口が25万人程度は必要とされるので、BC3000年の中近東地域が流行の最初の地ではないかと考えられている。

２．麻疹、はしかの語源

■麻　疹

　中国由来の語で、発疹の形や色が麻の実のように見えるところから来ている。

■はしか

　語源は「はしかい」（かゆい）に由来する。麻疹になると、喉や皮膚がチクチク、ヒリヒリとした感じになるが、それが麦の穂先でこすった感じと同じであることから来ている。私は三重県育ちであるが、子供の頃に「はしかい」という言葉をよく使った記憶がある。麻疹の場合、皮膚よりは喉の「チクチク」した症状を主に表現した言葉であろう。

　はしかや麻疹といわれるようになったのは近世の江戸時代以降であり、それ以前は「赤もがさ」と呼ばれている。「もがさ」が天然痘であり、「赤もがさ」が麻疹であるが、この２つは言葉も似ており、症状も近いので近代ウイルス学が成立し医学的に厳密に区別できるようになるまでは、歴史上しばしば混同されてきた。古代の欽明天皇（552年）や敏達天皇（585年）時代の仏教伝来に伴う悪疫は、現在では天然痘だったとみなされているが、本当は麻疹だったのか、天然痘だったかの決着はいまだについていない。

　麻疹の英語名 measles は、しみ、突起増殖物、すなわち発疹を意味する。日本式にいえば「できもの、はれもの」という語感であろうか？

　麻疹のもう１つの英語名 rubeola はラテン語の rubeus つまり宝石の ruby からきている。いうまでもなく、発疹の赤さである。日本でも「麻疹」といい、また「はしか」というのと同じように２つの呼び方がある。

３．摂関政治──天然痘で栄え、麻疹で衰退

　日本で間違いないとされている第１回目の麻疹の流行は998年であ

る。この時代は、藤原道長の絶頂期である。この時のありさまは、「あかもがさといふもの出で来て上中下分かず病みののしる」と栄花物語（嶺の月）に書かれている。

その藤原道長の「栄花」の始まりには、権力者の兄2人の関白が995年、相次いで天然痘で亡くなったという極めて幸運な原因があった。その彼が築いた摂関政治については、天然痘と並ぶ当時の2大感染症である麻疹がその衰退のきっかけを作っており、そこに道長の「栄花」と感染症との不思議な因果関係が見られる。

藤原嬉子（きし／よしこ、1007〜1025年）は、東宮敦良親王（後朱雀天皇）に入内。1025年8月3日、皇子親仁（後冷泉天皇）を出産するが、彼女は出産直前に罹った麻疹でわずか2日後に死去（18歳）。成人麻疹が重症化しやすい上に、妊娠で免疫力が低下していたからであると考えられる。この1025年の流行が確実とされる麻疹流行の第2回目であった。第1回と第2回の間は27年空いている。

彼女は、道長・倫子夫妻の末娘で、三后（3人の天皇の皇后。彰子、妍子、威子の3人）を占めた姉たちよりも早くに亡くなった。入内した道長一族の娘たちの中で、この嬉子の産んだ後冷泉天皇が結果的に最後の皇子となり、その後冷泉天皇にも世継ぎができなかったため、彼女の死が摂関家道長一族の斜陽の始まりであったといえる（第2章図2.2）。道長は彼女の臨終の床に添い寝し、遺体から離れると悲しみと落胆の余り自らも寝込んでしまったという。ところで、この後冷泉天皇の乳母が、紫式部の娘大弐三位であった。

つまり、道長の時代は紫式部の時代であり、また、感染症が猛威を奮った時代でもあった。感染症も、歴史を大きく動かしている。この後冷泉天皇の死亡（1068年）後、摂関家とのつながりが無い71代後三條天皇、72代白河天皇へとつながり、白河上皇が院政を始めて（1086年）、摂関政治は終焉することになる。

4．時頼の出家

鎌倉時代の建長8年（1256年）は、10月5日に改元されて康元元年となった。この年末の4カ月間、鎌倉で麻疹が大流行した。改元は、この疫病調伏を祈願したものであった。しかし、その効果もなく、6代将軍宗尊親王、執権北條時頼、時頼の娘、北條実時の妻、北條長時の子息、問注所執事三善康連など、次々に感染した。そして三善康連と時頼の娘は死亡。また、時頼の症状も重大であった。陰陽師たちにより、泰山府君祭（安倍晴明が始めた死者を蘇らせる秘術）を行うなど、種々

の対策がとられたが効き目はなかった。11月22日、小康を取り戻し執権職を長時に譲り、翌日、最明寺に入って出家した。彼が最明寺入道といわれるのは、それゆえである。彼は病死を覚悟して出家したのだがその直後に治癒した。そこでそれ以降の7年間、時頼は後見というかたちで幕府の実権を握った。これが、謡曲「鉢木(はちのき)」に出てくる時頼の諸国廻りの伝説の背景となる引退劇である。しかし、鉢木は時頼の引退後80年以上後世の伝説であり、時頼は諸国廻りを実際にはしていなかったと考えられている。

　当時は、医学的にはなす術も無い天然痘や麻疹の流行を終わらせるために天に祈り、元号さえ改めた（災異改元）。天然痘では12回、麻疹では7回もある。勿論、この康元の改元はその1つである。このことからも近世以前にいかにこの2大感染症が猛威を奮っていたかが想像される。そして災異改元の70％が平安・鎌倉期に集中している。この時代、権力者から民衆に至るまで、疾病に対していかにおののき、いかに神仏に頼ったことか！　疾病へのこの不安感は平安・鎌倉時代に土着の日本仏教の各派（浄土教、浄土宗、浄土真宗、臨済宗、曹洞宗、日蓮宗、時宗）が隆盛したことと深い関係がある。

5．「はしか」罹って初めて一人前

　麻疹は、誰でも一生に一度は罹る病気という事は、古くから人々に認識されていて、多くの格言が残されている。

　「はしかみたいなもの」という表現は、「一生に一度は必ず感染するもの、しかし一生に一度しか感染しないもの」の象徴として使われて来た。特に成長期のやむをえない（どちらかというとマイナスのイメージである）人生の通過儀礼のようなものをたとえる時に使われる。

　「はしかに罹って一人前」「7歳までは神の子」とは、幼児の生死は神様が握っていて、人の努力が関与できる部分ではないとされていたことによる（それほど、幼児の死亡が多かった）。順調に行けば7歳頃までには麻疹をはじめとして、ほとんどのいわゆる小児感染症を卒業できることになる。これは、出生児がほとんど育ち、かつそのほとんどが成人する現代では全く想像もできないことである。

6．徳川綱吉の死、そして幕府の崩壊

　「痘瘡は見目(みめ)定め、麻疹は命(いのち)定め」と江戸時代にいわれてきたのは、天然痘によるあばたの印象の強烈さとともに、麻疹はあばたを残さないがあっけなく死亡することが印象的であったからと思われる。日本の歴

史資料に残る天然痘の流行は15〜20年に1度、麻疹は25〜30年に1度である。いずれも輸入感染症である。そして、現代のようにほぼ小児に限られた病気ではなかった。麻疹は「命定め」といわれたように天然痘よりも怖かった？　しかし、実際には、諺とは異なり、死亡率は天然痘の方が高い。

　成人麻疹で亡くなった日本史上で最も有名な人物は、5代将軍の徳川綱吉である（図6.2）。綱吉は当時の最高権力者の将軍の世子であったので、一般民衆とは隔離状態に近く、年少期の数度の麻疹の流行を免れたのだと思われる。1709年死亡、64歳。この彼の死により悪名高い「生類憐れみの令」が廃止されることになった。

　川柳に「麻疹で知られる傾城（けいせい）の年」（1804年）というのがある。傾城とは、漢の時代の李延年の詩、「北方に佳人有り、絶世にして独り立ち、一たび顧（かえり）みれば人の城を傾け、再び顧みれば人の国を傾く」から来ている。日本では美人が大勢いる当時の遊郭の俗称である。遊女が、その年に流行した麻疹に罹らなかったので、その前の流行時には生まれていて既に免疫を得ており、そこから自分の本当の年齢がばれてしまったという川柳である。川柳の作られた1804年の1年前1803年に大流行があった。そして、その前の流行は1782年であるので、その遊女は21歳以上であったということであろうか。流行はまれにしか起きなかったので、流行の年は皆の記憶に鮮明に残った。

　江戸時代の麻疹の死亡者は多かった。江戸時代だけで13回の大流行が記録されている。中でも1862年には大被害をもたらし、江戸だけでも239,862名の麻疹による死者が寺から報告されている。開国の年（1858年）のコレラ（勿論、輸入感染症である）の大流行のわずか4年後の大流行である。このコレラと麻疹という2つの輸入感染症の大流行が、黒船来訪騒ぎ（1853年）以降の人心の不安を更に高まらせたのは間違いない。

　徳川幕府の崩壊は、黒船の来訪という引き金にはじまるが、そこには幕府の官僚機構の硬直化、商業経済の発展、諸藩の疲弊など種々の原因が基盤にあり、さらに感染症による社会不安も大きな要因であった。この麻疹大流行の5年後に幕府は崩壊する。

　天下の将軍でも全くなす術はなかったが、さらに無力な庶民は相も変わらず神仏に頼った（図6.3）。それは、この絵が描かれた現在からわずか150年前の1862年でさえ、古代社会とまったく変わっていない。多少の対症療法を別にすれば、

図6.2
成人麻疹
徳川綱吉（5代将軍）（1646〜1709）宝永6年1月3日麻疹感染。同月10日午前6時ころ死亡。64歳。

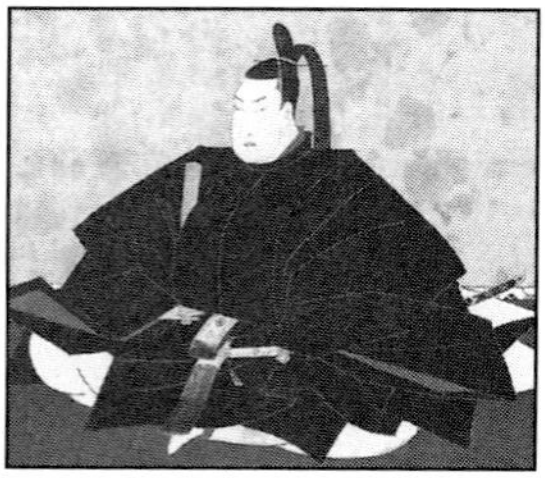

感染症は当時も全くの神頼みであった。多くの神頼み図やそのやり方の図が残っている。流行時に、この絵を麻疹よけに門口に貼ったという。

Ⅲ. 麻疹の伝播と流行の周期性

麻疹の流行周期に対しては人口が大きく影響する。即ち人口の多い所ほど、流行間隔が短い（図6.4）。人口が少ないところでは、外部からの輸入がなければ流行は起こらない。北西欧の孤島として存在するアイスランドでは、その顕著な例が見られている。すなわち流行はすべて国外からの輸入によるものであり、その輸入年も記録から明らかである（図6.5）。

東アジアの孤島であった日本もアイスランドほど精緻ではないが、まったく同じ傾向が描けている。

いずれにしても、麻疹に全く免疫を持たない集団へこの麻疹ウイルスが侵入すれば、その集団は壊滅的な打撃を受ける。その死亡率は30％程度ではないかと推測されている。アイスランドでも、日本でもまれにしか麻疹は入らないが、それでも史上初めての侵入ということではない。

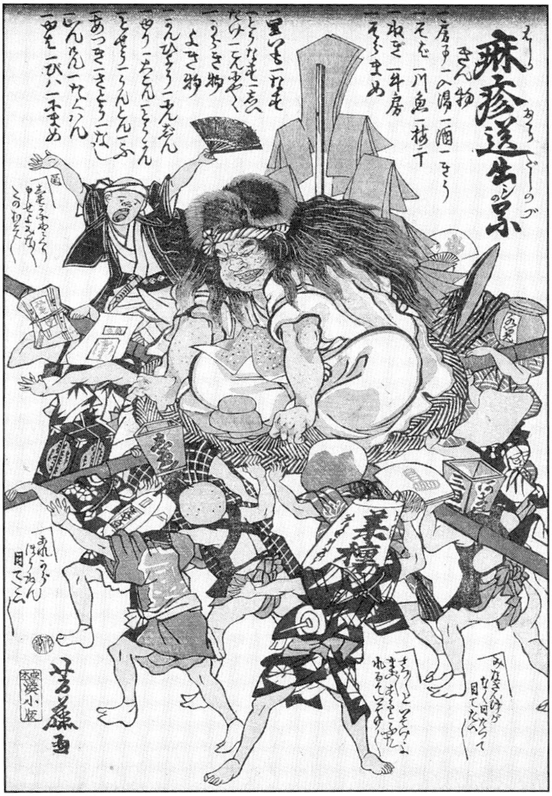

コロンブスの新大陸発見、すなわち1492年以降の南北アメリカ大陸の原住民の状態は、まさにその史上初めてであったと思われる。天然痘の項で書いたように、短期間でアステカやインカなどの帝国や文化が崩壊したのは、侵入したスペイン軍の軍事的勝利によるというよりも、同時期の天然痘や麻疹などの感染症の持込による人口の崩壊によるものであった。感染症にさらされることが少なかった南北アメリカの原住民集団の免疫力は、旧大陸の人々よりも低かったのではないかとさえ考えられている。

Ⅳ. 麻疹の研究

図6.3
麻疹（はしか）送出しの図
麻疹の神をみこしのようなものに乗せて追い出そうとしています。みこしの担ぎ手は、麻疹にかかったとき食べていけないと言われたそら豆たちです。薬袋や医者も応援しています。文久2年（1862）芳藤画。
（内藤記念くすり博物館）

1．研究の曙

9世紀のアラブの医師アブ・ベクル Abu Becr が麻疹と天然痘とは異なるという医療記録を残している。日本でいう「赤もがさ」と「もがさ」が別の病気であることを早くも区別していた。また、麻疹が感染性

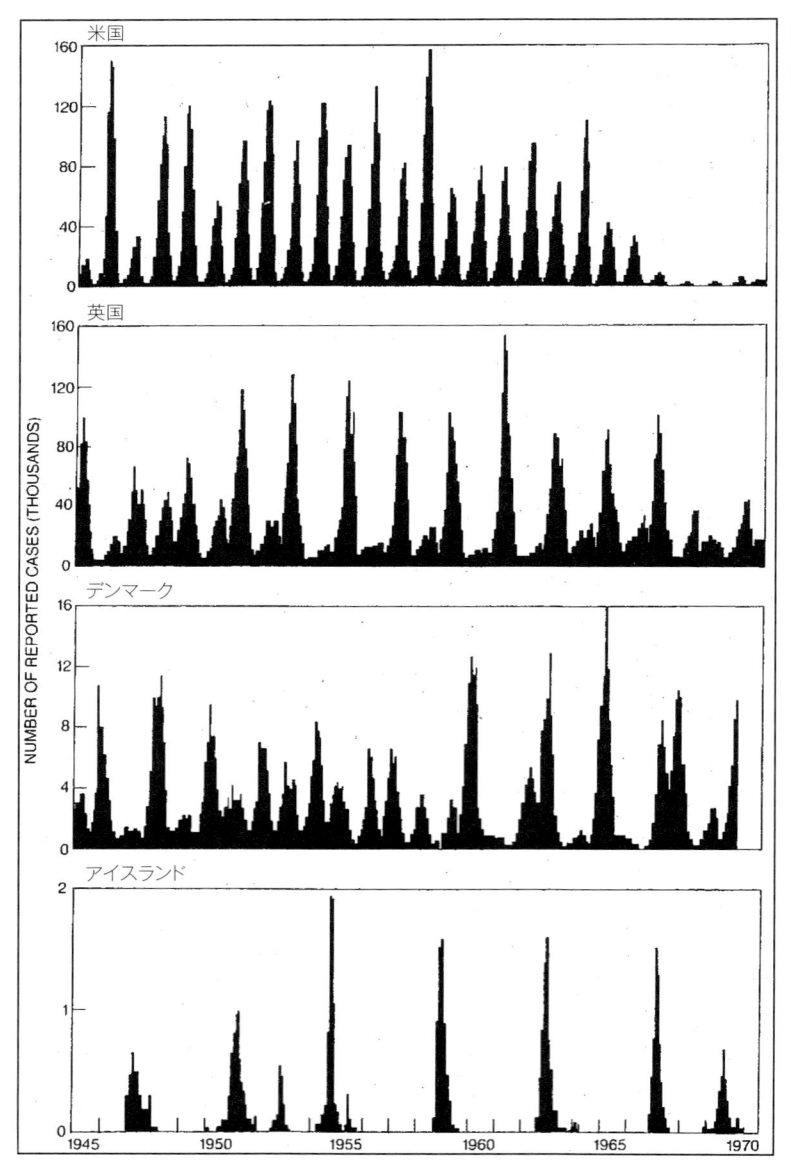

図 6.4
1945〜70年の麻疹の流行周期。人口が大きく影響する。

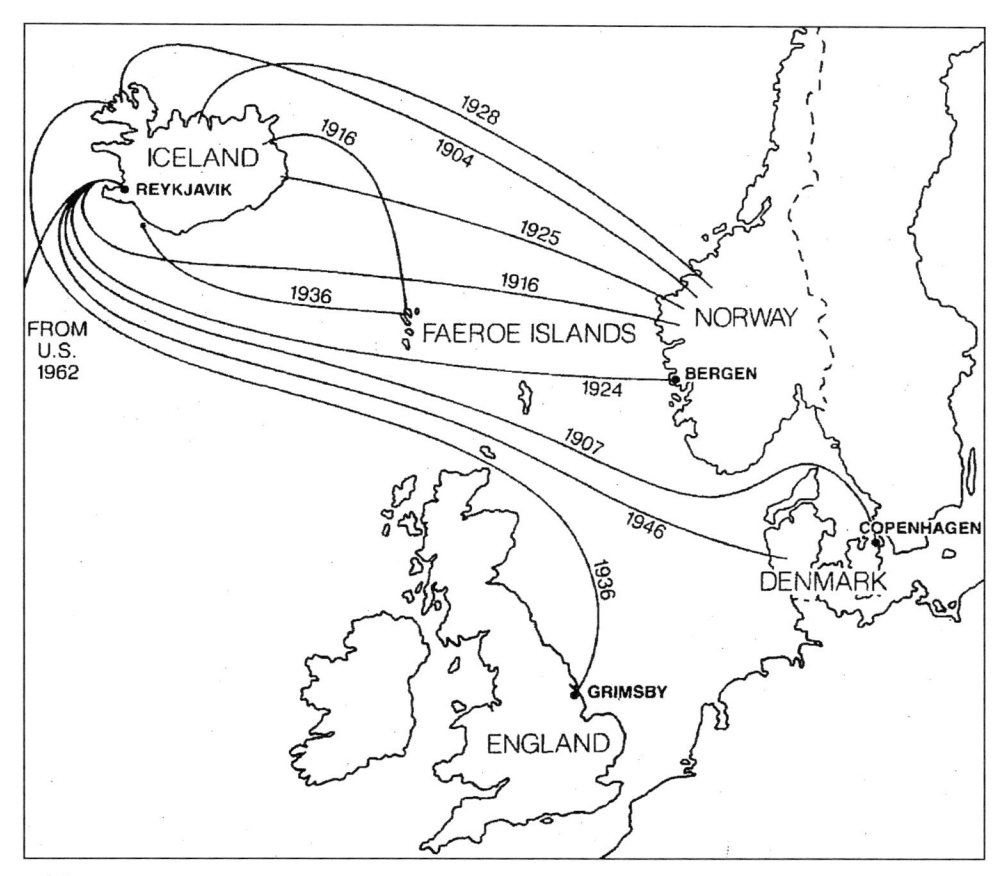

図 6.5
麻疹のアイスランドへの侵入経路（1896〜1975年）

の病気であることは、経験的に早くから知られていたが、スコットランドの医師 Francis Home が1757年に、麻疹患者の血液中に感染性の因子があることを早くも示している。

2. 麻疹ウイルスの発見とワクチン製造——エンダース

　人々をこの麻疹の災禍から解放したのは、天然痘の場合と全く同じようにワクチンである。ワクチンの開発にあったっては、ウイルスの分離が必須である。

　ポリオウイルスの分離に成功（1949年）したエンダースが、麻疹ウイルスについても組織培養（ヒト腎臓の初代培養細胞）を用いて1954年分離に成功した。エンダースの分離したウイルス Edmonston 株を用いて直ちにワクチンの開発と製造が始まった。そして1963年ワクチンが使用

開始された。現在世界で用いられている麻疹ワクチンの多くが、このEdmonston 株の子孫である。

　当初は、ウイルスの感染性を無くした不活化ワクチンが使われていたが、免疫の持続が長くない（従って何度も接種しなければならない）のと、不活化ワクチン接種後に自然麻疹に罹った場合、異型麻疹（典型的でない発疹がでる）が出現したことなどにより、不活化ワクチンは間もなく使用が中止された。

　弱毒生ワクチンは、ウイルスの感染性を保ったまま、ウイルスの病原性を無くした（臨床症状を出さない）ものである。実際には組織培養でウイルスの増殖を何代にも亘って繰り返し、病原性を無くして行く。簡単に弱毒されるかどうかはウイルスなどの病原体の種類や株によって異なり、弱毒生ワクチンの開発者が、さんざん苦労を重ねた極めて経験的な過程である。南アフリカ出身で米国籍の Max Theiler が鶏卵で176代継代して黄熱病の弱毒生ワクチン17D を開発したときに始まる（Theiler は1951年ノーベル賞）。

　日本の麻疹ワクチンでいえば、米国で分離された Edmonston 株系のAIK-C ワクチンで合計93代、Schwarz FF 8 ワクチンで合計192代、日本で分離された Tanabe 株系の CAM-70ワクチンで合計164代継代されて開発製造されている。1代の継代に5日掛かるとすれば、休まずにやったとしても1年以上もかかる大変長い作業である。これは遺伝学的には継代培養の過程でウイルス遺伝子にさまざまな突然変異が起こることを利用しており、弱毒性を物差しにして選択を重ねて作製する。弱毒化は通常は1点の突然変異で決まっているものではなく、複数の突然変異の組み合わせの結果であり、弱毒化に対応する遺伝子変異やその組み合わせを明確に同定するのは現在でも容易ではない。

　日本におけるワクチン開発は、アメリカよりも遅れていたが、麻疹ワクチン研究協議会が中心となって開発し、1966年から接種を開始、1978年定期接種になった。日本では開発研究に多くの製造機関が参加したこともあり、4種類の弱毒生麻疹ワク

図6.6
麻疹ウイルスの電子顕微鏡写真。球形がウイルス。ウイルス粒子が壊れて、遺伝子 RNA を含む RNP（リボヌクレオプロテイン）が2本外に出ている。(M.Nakai)

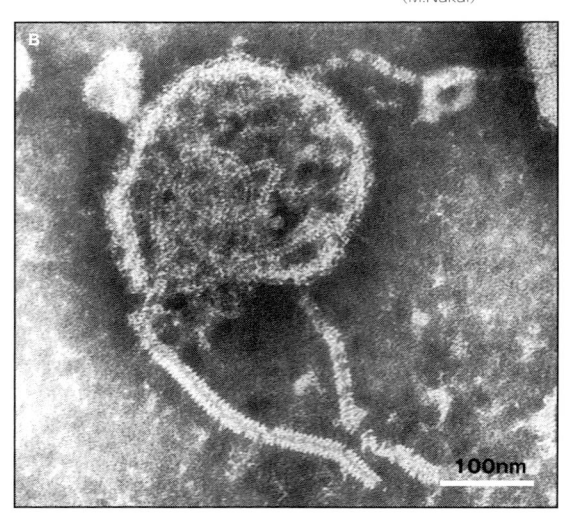

図 6.7
麻疹の発疹
鈴の木こどもクリニック。(鈴木博)

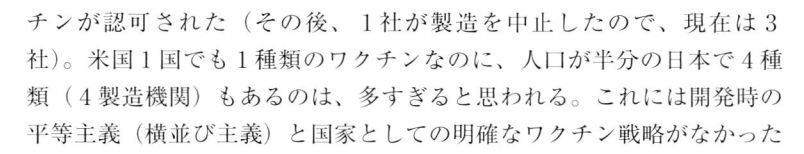

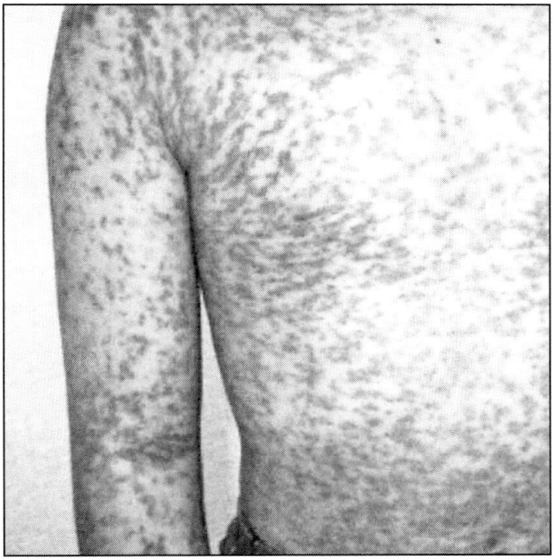

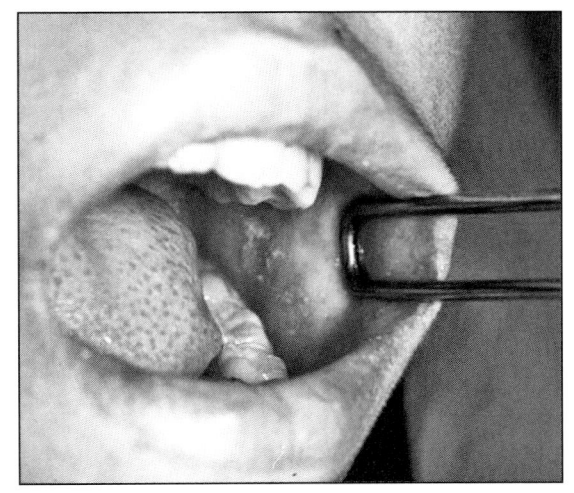

図 6.8
コプリック斑。国立感染症研究所 感染症情報センター。
ほほの内側の白い斑点。

チンが認可された(その後、1社が製造を中止したので、現在は3社)。米国1国でも1種類のワクチンなのに、人口が半分の日本で4種類(4製造機関)もあるのは、多すぎると思われる。これには開発時の平等主義(横並び主義)と国家としての明確なワクチン戦略がなかったことが背景にあるのではないかと思われる。日本のワクチンメーカーは、中企業が多く、欧米のような大企業独占型ではなく、産業基盤が弱い。

ソ連は弱毒生ワクチンとしてLeningrad-16というワクチン株を開発して、それが当時の社会主義国で広く使われた。はるか後になって、遺伝子配列が解読できるようになって分かったことであったが、Leningrad-16株の遺伝子の塩基配列はEdmonston株のそれとほとんど同一といって良いほど似ていた。現在ではLeningrad-16株は、ウイルス学的にはEdmonston株由来であると考えられている。

3. 臨床症状

麻疹を特徴付ける臨床症状は発疹(図6.7)とコプリック斑である(図6.8)。通常はこの2つで麻疹と診断できる。この2つに先行あるいは同伴する発熱、カタル症状、結膜炎、せきがある。麻疹後脳炎は、麻疹患者の約1/1000に出現し、更に稀に1/数万〜10万人にSSPEが出る。SSPEは麻疹ウイルスが血液脳関門を越えて脳に入り脳内の神経細胞で増殖して発症する。その予後は悪く、死に至る。脳内の神経細胞を冒す狂犬病の場合と同じである。麻疹

ワクチンは当然麻疹そのものを予防するが、麻疹後脳炎、SSPE の予防にも大きく貢献している。

　私は、1970年代、国立予防衛生研究所（現在の国立感染症研究所）にいた時に、SSPE 患者の脳生検材料から何とかウイルスを分離しようと苦労していたので、SSPE 患者の悲惨さを良く知っている。この SSPE は、ワクチンで予防できるものなので早く完全にゼロになってほしい疾患である。

4．小船ウイルスとサル症状

　エンダース以来、麻疹ウイルスは、ヒトやサルの初代腎細胞などで分離されており、またそれらを継代培養して実験に用いられてきた。Edmonston 株や豊島株（後に、がん遺伝子の研究に進んだ豊島久真男が分離した株である）が有名であった。しかし、これらの実験室株は実験動物であるサルにおいて病原性を示さない。1990年、小船富美夫らが霊長類の1種であるマーモセットのBリンパ球細胞を用いてヒト患者から麻疹ウイルスを分離し、この細胞で分離したウイルスのみがサルに病原性をしめす（皮膚に発疹が出現する）ことを明らかにした。当時Bリンパ球細胞で分離したウイルスを俗に「小船ウイルス」と呼んだ。

　この研究が発端となって麻疹ウイルスのレセプターの研究が進み、1993年には、実験室株のレセプターが CD46 であることが判明したが、なぜB細胞を用いた分離株のみ病原性をもつかの説明はできなかった。2000年、柳雄介らは、B細胞にある SLAM が自然界に流行している麻疹ウイルスの本来のレセプターであることを明らかにしてこの問題に決着をつけた。この SLAM はモービリウイルス属の他のウイルスのレセプターにもなるので、むしろ SLAM を利用できることがモービリウイルス属の特徴であると考えられるに至った。SLAM は実験室株のレセプターとしても働く。自然界に存在する麻疹ウイルスの内、CD46 は特殊な1部の麻疹ウイルスを分離していたことが判明した。つまり、流行しているウイルスは、遺伝的には不均一なウイルスの混合物であった。

　幸いにも CD46 レセプターによって分離されてワクチンに使われた株は、サルにおける病原性はないが、抗原性は SLAM レセプターによって分離されたウイルスと共通であったので、予防接種用のワクチンとして使用されても感染防御には有効であり、ワクチン製造用の株を切り替えるという問題は起きなかった。

５．３種混合ワクチン

　ワクチンについては、不活化ワクチンや弱毒生ワクチンという性状の共通性、小児感染症としての共通性などから、２混、３混という様に混ぜて使う混合ワクチンが開発されてきた。これは接種回数を減らすことになるので、被接種者からも歓迎された。麻疹の場合も、おたふくかぜ（ムンプス、流行性耳下腺炎）、風疹との３種混合ワクチン（MMR：Measles, Mumps, Rubella）がまず米国で開発されて使用された（1971年）。

　日本での開発も米国に後れて開始された。日本では1989年４月定期接種に導入。麻疹、風疹（rubella）については、米国のワクチン株と同等かそれよりも若干臨床反応（接種後に発熱したり〈麻疹〉、関節炎が出る〈風疹〉）が低いという良好なワクチン株であったが、おたふくかぜについてはワクチン株による無菌性髄膜炎の出現率が米国の株よりも高かった。つまり、弱毒化が不十分であった。勿論弱毒ワクチンであるので、実際におたふくかぜに自然感染した場合に起きる髄膜炎の発生率よりははるかに低いし、また、おたふくかぜによる髄膜炎の予後は良好である。しかし、髄膜炎という語感の深刻さ、その髄膜炎がワクチンによるものであれば、なおさらで、接種忌避の風潮がおきて MMR ワクチンの接種が実質的に中止されることになった（1993年４月）。

　米国メルク Merck 社の製造するおたふくかぜワクチン Jeryl Lynn 株のみが髄膜炎の発生率が低かった（Maurice Hilleman が自分の娘 Jeryl Lynn が1963年おたふくかぜになったとき、彼女ののどからこのウイルスを分離してメルク社でのワクチン開発に使用した。1967年市販）。日本製を含めて、Jeryl Lynn 株の低い髄膜炎発生率にかなうワクチン株は世界には存在していない。結果的に MMR とおたふくかぜのワクチンについてはメルク社の１人勝ちになった。

　麻疹と風疹のワクチンについては日本のワクチン株は優れているので、この Jeryl Lynn 株との３混が日本で作れればベストである。私が米国ペンシルバニア州のメルク社のワクチン工場を見学した時に首脳陣にこの提案をしたところ、「我々は MMR としてセットで販売しており、Jeryl Lynn 株だけを切り離す気はない」と強く拒否された。その後、ヨーロッパでこの Jeryl Lynn 株ワクチンを購入して、そこ（多くのおたふくかぜウイルスの混合物）から１個のウイルスだけをクローニングで純化して得たウイルスをワクチン株（RIT4385株、SmithKline 社製造）として MMR の３混ワクチンで使っているのを知り、ウイルスのクローニングという予想外の凄い手があったものだと感心した。当

時はともかく、現在の日本で同じこの手が使えるのかどうかは分からない。

　この日本における日本製MMRワクチンによる無菌性髄膜炎の発生は、その後の日本のワクチン政策に暗い影を投げかけることになった。

　このような事情から日本は、おたふくかぜワクチンに消極的になり、おたふくかぜワクチンのみを抜いたMRの2混ワクチンとして2006年4月から1歳、6歳の全幼児に合計2回接種している。それに加えて2008年4月〜2013年3月の間は、免疫保有率の低い年代をカバーするために中学1年生と高校3年生へのMRワクチン接種（1回）を実施している。

　日本の停滞した現状とは異なり米国などにおいては、ワクチン混合の度合いはさらに進んで、この3混にさらに水痘ワクチン（水ほうそう、英語 chickenpox、学名 varicella）を加えてMMRVの4混にしている。水痘ワクチンは水痘感染者が、加齢など免疫能の低下時に発症する帯状疱疹をも予防できるので有効性が高い。水痘ワクチンは日本の高橋理明（みちあき）が1974年に開発した世界に1種類しかない弱毒生ワクチンである。このワクチンが開発国の日本で使われることは少なく、米国ではすでにMMRVとして90％以上の幼児に接種されてその恩恵にあずかっている。日本製MMRワクチンの暗い影は、未だに尾を引いている。

6．WHO世界麻疹排除計画

　1980年に天然痘の根絶を達成したWHOは、しばらくして次の目標の一つとして麻疹の排除計画を立てた。排除というのは根絶までは行かないが、患者が散発的にいても流行レベルではない状態をいう。具体的には人口100万人当たり1年間に患者1人未満の状態をいう（輸入症例は除く）。WHOの6つある地域の内、南北アメリカ地域ではすでにこの目標を達成した（図6.9　麻疹2004年）。日本が含まれる西太平洋地域では2012年がその達成の目標年として設定された（図6.10）。中国や日本という人口の多い国を含むこの地域は、2012年での達成は困難であったが、排除の段階に近づいて来ている。天然痘やポリオの根絶計画を見るまでもなくここから先が胸突き八丁の厳しい段階である。油断は禁物！

　米国といえども簡単に麻疹を排除できたわけではない。元米国小児科学会長であったLouis Cooperによれば、「私は、麻疹ワクチンを打ってもらうようにほとんど全部の州を回った。学校保健法もある。その成果としてMMRを2度打ってからでないと小学校に入れないんだよ。そ

れが、今では更に大学入学時にまで広がっているんだ」（宗教的な理由などでワクチンを打たない親はいるので、打ってなくとも入学禁止には出来ないが、感染した場合の責任があることを確認させられる）。ローマは1日にして成らず。日本でも、厚生労働省だけではなく、文部科学省をも含めた更なる理解と努力が求められている。日本にも、学校保健法はある。

　ここに来て麻疹のグローバルな排除（elimination）計画が改訂された。WHOのヨーロッパ地域では排除ゴールとされた2010年には達成されず、ゴールは5年間延長されて2015年になった。これと並行してヨーロッパの先天性風疹症候群（CRS）の根絶目標も2015年に延長された。また、今までは、麻疹排除目標さえ立てられなかったWHOのアフリカ地域もはじめてそのゴールを2020年に設定した。その結果、排除目標の立っていないWHOの地域は南アジア地域のみになった。日本を含む西太平洋地域の排除目標の2012年は変わっていない。

　2012年は、日本において麻疹患者が激減し（293人）て、患者発生の多くが輸入感染例になった。即ち、海外からの旅行者や移民などが発症したり、彼らから日本国内の住民が感染したりしたものである。例えば、東日本大震災の被災地に入った外国人ジャーナリストが麻疹であった（2011年4月15日報道）。患者から検出されるウイルスの遺伝子型もフランスで流行していたウイルス株と同じ型であるヨーロッパタイプが多くなっている。

　このように多くの症例が、輸入感染例であるのは、土着の麻疹を根絶したWHOの南北アメリカ地域に似た傾向に近づきつつあり、いよいよ日本国内での麻疹排除が近いことを期待させた。現在の患者分布としては、幼児以外に成人に多いことが特徴である。

７．麻疹ウイルスの遺伝子型

　遺伝子の暗号（塩基配列）が読めるようになり、その方法がウイルス遺伝子にも応用された結果、血清型としては1つと思われていた麻疹ウイルスも、遺伝子の塩基配列を詳細に比べると、いくつかのグループに分かれることが分かった。これがウイルスの遺伝子型である。麻疹ウイルスの遺伝子型は図6.11のように現在のところ大きくA-Hの8グループに分かれ、その中が更に細かく分けられている。近年の日本で流行している麻疹ウイルスはＤ５、Ｄ９やＨ１グループに属するウイルスである。図6.12が1995〜2005年の世界の麻疹ウイルス遺伝子の分布図であるが、それによれば日本のＨ１型は中国大陸から、Ｄ７型はフランスから

持ち込まれたものと推測される。このようにもし、麻疹排除国などで麻疹の患者が見つかり、分離ウイルスの遺伝子型が決まれば、どこから輸入されたのかがおおよそ推定できるようになった。2007年にカナダへの修学旅行生に麻疹患者が出て、帰りの飛行機への搭乗拒否にあっているが、これが日本から北アメリカへの麻疹輸出例の最後であると思われる。それ以降、日本は麻疹輸入のみになっている。

8．感染性RNA

麻疹ウイルスの病原性を調べるためには、遺伝子変異を自由に作り出せないと個々のウイルスの性状の比較が出来ない。同じ1本鎖のRNAでも、ポリオウイルスのようにプラスセンスであれば、そのまま、遺伝子RNAを細胞に入れれば感染性が発現されてウイルス粒子が作られる。また、そのRNAをDNAに逆転写すれば、突然変異を自由に組み入れることが出来る。マイナスセンスRNAでは、1度マイナス鎖をプラス鎖にする過程が入るので、研究者は皆苦労していた。麻疹ウイルスについて遺伝子RNAをDNAに逆転写してから、改めて転写したプラスRNAで細胞内で感染性をはじめて発現させたのは、Billetterのグループである（1995年）。これ以降麻疹ウイルスの病原性の解析が進んだ。

図6.9
人口10万人当たりの麻疹報告数（2004）(WHO)

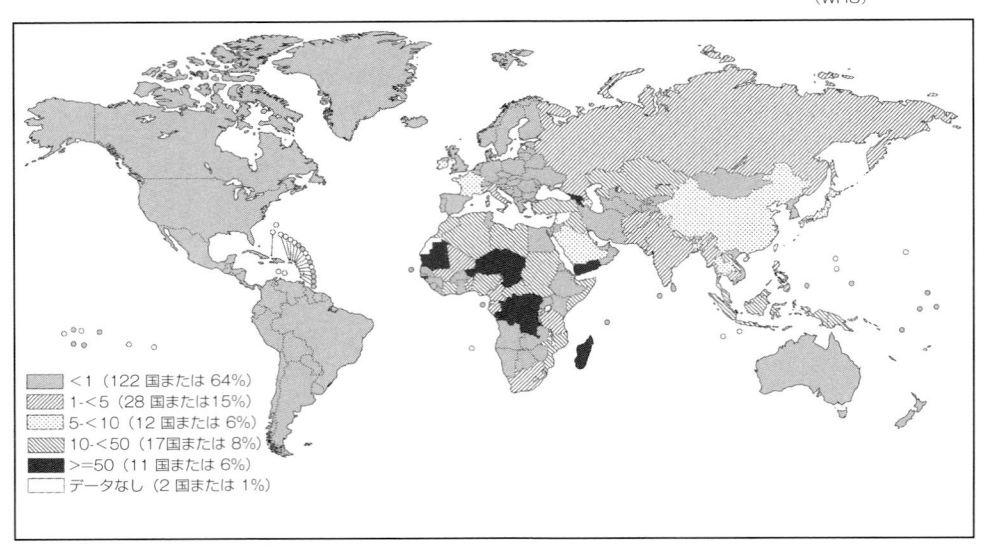

9．麻疹の仲間のウイルス発見

　1988年、北海でアザラシが大量に死んでいるのが見つかった。17,000頭以上という。そこから犬ジステンパーウイルスに似たウイルスが見つかり、アザラシジステンパーウイルスと名付けられた。こうしてモービリウイルス属は近年仲間が随分増えた。50年前までは、ヒトの麻疹、犬のジステンパー、ウシの牛疫の3つであった。現在では、イルカモービリウイルス、小型反芻類（PDPR）ウイルス、アザラシジステンパーウイルスなどが続々追加されている。

　また、1994年オーストラリアの馬とヒトからヘンドラHendraウイルス、1999年マレーシアの豚やヒトの脳炎患者からニパNipahウイルスが見つかった。この2つは当初はモービリウイルス属の仲間に入れられていたが、現在ではこの2つはヘニパHenipaウイルスとしてまとめられて、モービリウイルス属とは分けられた（図6.1）。これからも、まだ新しいモービリウイルス属が発見される可能性は高い。麻疹のウイルスの起源とも関係して、ウイルスの進化への興味が尽きない。

10．2度なし病の意味と成人麻疹

　つい最近まで「麻疹は2度なし病」といわれてきた。諺でいわれてきたように生涯に1度しか罹らない。しかし、ワクチンが普及し予防できるようになり、流行の規模が小さくなってきたら、驚いたことに2度か

図6.10
WHO 地域毎の麻疹（および先天性風疹）排除の目標年。年の記載の無い地域は、目標が未設定（WHO）。

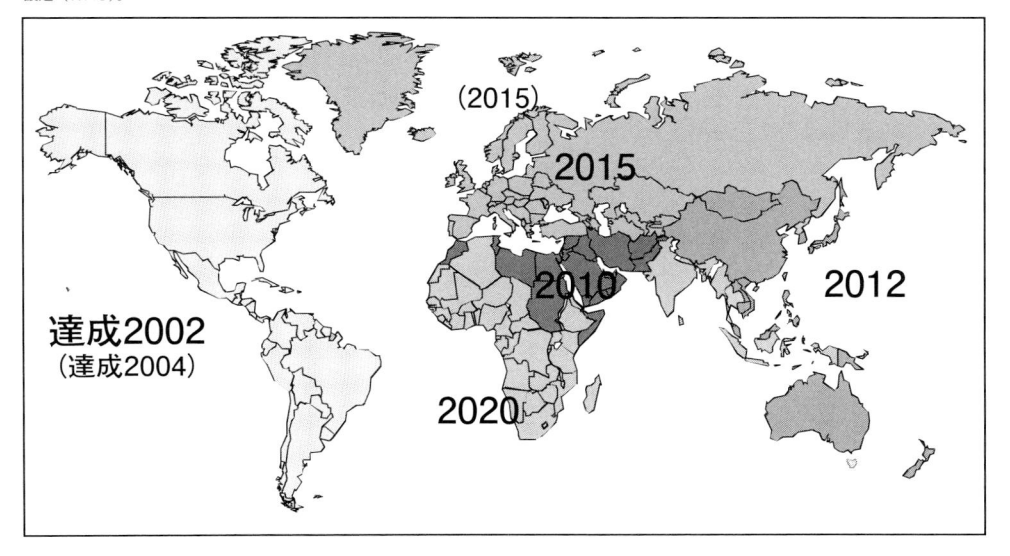

かる例が出てきた。そのことから「2度なし病」の本体が明らかになってきた。麻疹に限らず2度なし病は、感染して患者にその病原体に対する免疫が出来る（免疫は複雑な系であるが、免疫の程度を分かりやすく血清中の抗体の価で示すことが一般的である）。その免疫は時間とともに減少して行く。感染予防可能な価以下になったときに再び感染し、明らかな症状を出す場合が多い。では、なぜ今まで麻疹でそれが無かったのか？　免疫がある程度減少してくると、症状は出さないが感染していることがある。症状を出しても、出さなくても2度目の感染で、抗体価が再び上昇する（これをブースターという）。2度なし病は常に一定間隔で流行があったので、このブースターの過程を繰り返して高い抗体価

図 6.11
麻疹ウイルス遺伝子型の系統樹（WHO）

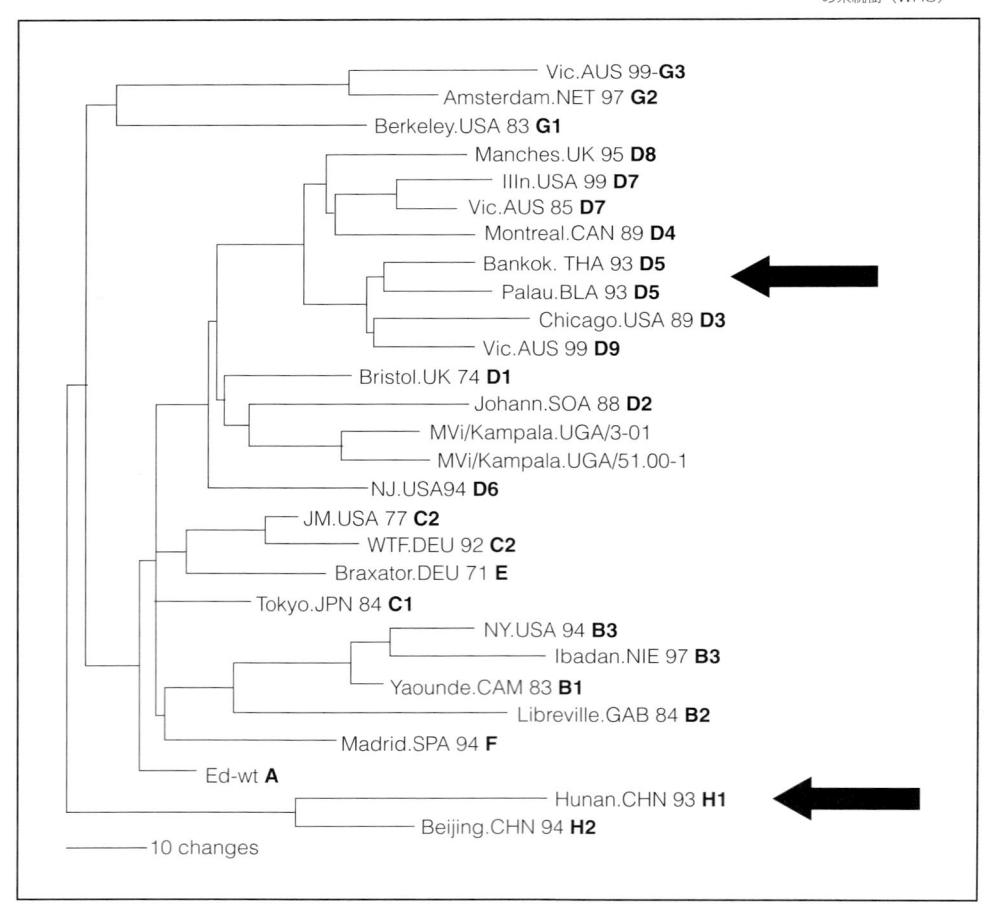

を生涯維持していたことが分かった。ワクチン接種により流行を小さくしたり無くしたりするとブースターはかからなくなる。

2007年の成人麻疹の流行は、1つには、流行が小さくなり感染する機会がなく、ワクチンも接種していなくて成人になって初めて罹った例であり、2つ目には、ワクチン接種などで得た抗体価が自然流行がほとんど無くなったことからブースターがかからなくなり、減少して行って今回の流行で感染防御できなかった例であった。自然感染で得た抗体価よりもワクチン接種で得た抗体価の方が低く、したがって減少も早い。

江戸時代など、流行間隔が25～30年も空いていると成人麻疹は珍しくないが、明治以降では、短い間隔で流行しているので、感染機会を幼児期に逃れ成人して初めて感染する成人麻疹例は極めて稀になった。64歳で感染した徳川綱吉の如く、大切に大切に隔離されていた場合などに起きた。昭和天皇の弟、秩父宮にその例がある。麻疹ウイルスの感染力は強いので、感染を逃れて成人するのは極めてまれである。

ワクチン導入の前後で、成人麻疹発生の仕組みは、全く変わった。昔は、流行間隔が長く空いていたからであり、現在はブースターがかからなくなったからである。しかし、麻疹などにおいて、成人の方が重症化しやすいことに対しての説得力のある説明はまだされていない。

図6.12
麻疹未排除地域の麻疹ウイルスの遺伝子型分布（1995～2005）（WHO）。

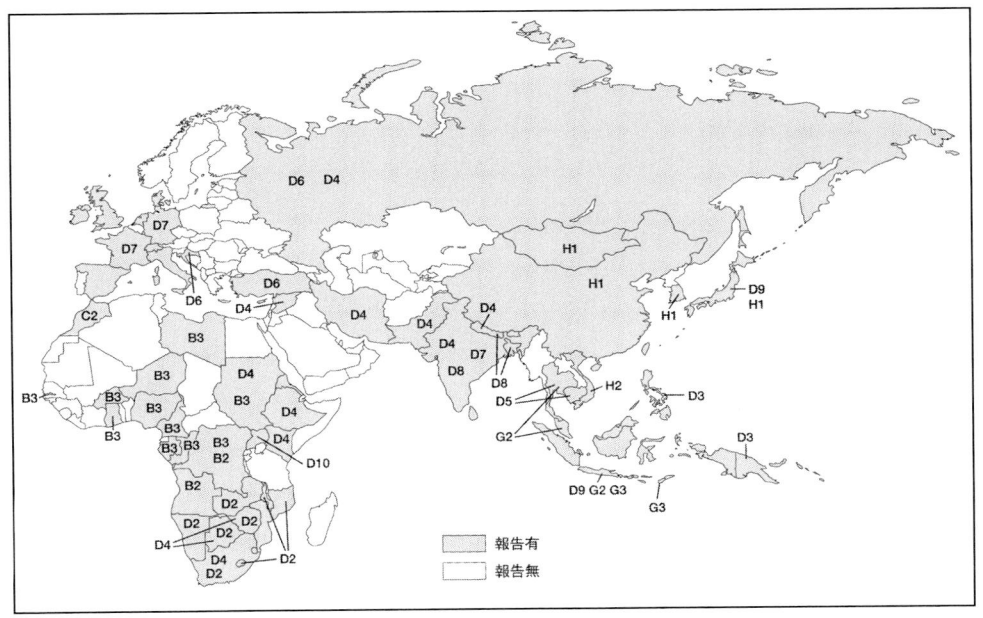

Ⅴ.2012年を目指して

　麻疹ウイルスの研究に関しては、基礎となるウイルスの分離こそエンダース（米国）の功績であるが、小船によるサルに病原性を持つウイルスの分離、その結果を受けた柳による SLAM レセプターの発見、ウイルス遺伝子から攻める病原性の研究など日本人研究者の貢献の多い分野である。優れた研究者の多いその日本が麻疹の排除に関しては、後れをとっていることは、日本の公衆衛生行政の後れとして、残念なことである。この後れを取り戻して、2012年の WHO 西太平洋地域における麻疹の排除達成を、多少は遅れても何とか実現したいものである。ワクチンの無かった時代の麻疹の死亡率の高さなどを知ると、ワクチンの絶大な効果に感銘を覚える。ワクチンの効果を軽視してはならない。

第7章 「風疹」
母子感染による難聴の野球選手

I. 難聴の野球選手
1. 大リーガーCurtis Pride

　2002～2005年、米国のCDCにいた時に、難聴の大リーガーがいることを新聞で知った。2003年ゴジラと呼ばれていた松井秀喜が日本から行ったNew York Yankeesに、その当時在籍していたCurtis Prideである。Prideは母親が妊娠中に風疹に感染して起きた先天性風疹による難聴であった。彼は、近代大リーグでは史上唯一の難聴プレイヤーであった（1993～2006年プレイ）。米国では、1969年に風疹ワクチンが初めて導入されたが、彼が生まれた1968年は、その前なので、まだ風疹の流行があり、多くの先天性風疹の子どもが生まれていた。特に1964年には米国で2万人もの先天性風疹の児が生まれて大きな社会問題になった。

2. 遥かなる甲子園

　米国で風疹が流行した1964年に半年ほど遅れて、米国占領下の琉球（現在の沖縄県）で風疹が流行して、翌1965年408人の先天性風疹児が生まれた。米国でも事情は全く同じであったが、生まれてから障害に気付きその原因が探究されて、はじめて風疹の母子感染であったことが判明した。外国行きのパスポート持参（占領地の沖縄は外国であった）で、度々渡航した九大グループの植田浩司らの努力の結果であった。当時の政治状況やヒトの移動ルートから、この風疹の流行は米国から持ち込まれたウイルスによるものと考えられるが、その当時のウイルスが分離されていないので、直接的な証拠はない。

　彼らの大半が難聴児なので、中学生になった1978年、専門の聾学校中等部が開校された。それは、彼らが高校を卒業するまでの6年間と期間の限られた聾学校であった。今は、廃校になっている北城聾学校である。野球部ができ、高校野球大会に出ようと県の高校野球連盟に申請し、2年次

図7.1
1982年　夏。北城聾学校、甲子園大会沖縄県予選出場（戸部良也「遥かなる甲子園」双葉文庫）を基に描き改める

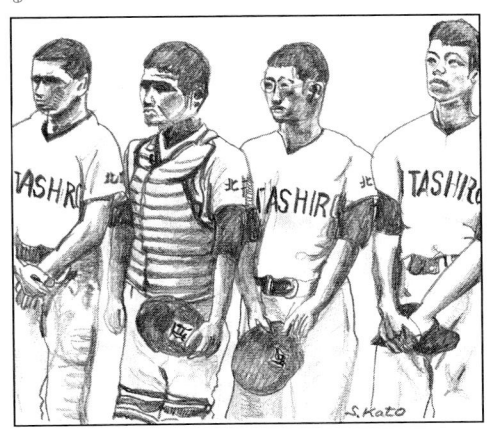

（1982年）にやっと許可がおりて県予選に出場を果たした。その苦難と苦闘の歴史が本と映画になった。「遥かなる甲子園」である（図7.1）。映画（1990年）では三浦友和、植木等、田中美佐子が先生役で出演している。

Ⅱ．風疹が認められるまで
１．風疹の独立

　風疹が1つの独立した疾患として認められたのは比較的新しい。1700年代後半〜1800年代早期にドイツ人医師 de Bergen が Roetheln と呼んだ。その症状が軽い麻疹に似ており、またドイツ人が報告したことから長く「ドイツ麻疹」（German measles）と呼ばれるようになった。現在でも、台湾では徳国（ドイツ）麻疹と呼ばれている。

　1841年にインドで流行があったときに初めて rubella（風疹）の名が付き、1866年には、ドイツ語の Roetheln ではなく、rubella の語が提案されている。発疹などの症状が麻疹に比べて3日と短く、日本では風疹の名前が定着するまでは、「3日はしか」といわれていた。

　驚いたことに、富士川游の「日本疾病史」によれば、1835年に風疹、三日麻疹の流行の記載があり、江戸時代後期に既に独立した疾患として認識されていたことがわかった。

２．眼科医 Gregg の慧眼──先天性風疹の発見

　1941年、オーストラリアの眼科医である Norman M. Gregg が、先天性白内障の子どもを診察していて、母親が妊娠中に風疹に罹っていたこととの関係に気付き、先天性風疹症例を初めて報告した。慧眼である。1940年にはオーストラリアでは軍隊を中心に風疹の流行があったが、その流行の影響である。その後、眼の障害、難聴、心臓疾患が先天性風疹の3大症状であることが判明し、現在では先天性風疹症候群（congenital rubella syndrome：CRS）としてまとめられている。その中では、難聴が圧倒的に多い。妊娠初期に感染するほど障害の発生率が高くなる。それは、胎児の形態形成の重要な時期ほど胎児への影響が大きく出るからである。ウイルスが感染した細胞は、細胞分裂が低下する。すなわち、細胞分裂の盛んな形態形成を行っている臓器ほど影響が大きく出る。それが3大症状を出す臓器で大きい。それでも、風疹ウイルスは細胞に対する病原性が弱いので、わずかな障害しか出ない。もし、病原性が強ければ感染した胎児が死亡することになる。一旦器官が完成した以後（約7カ月）の感染では、障害は起きない。

Ⅲ. 風疹ワクチン
1. ウイルスの分離とワクチンの開発
　風疹ウイルスは1962年米国の2つのグループが分離に成功した（図7.2、ウイルスの電子顕微鏡写真）。このウイルスはトガウイルス科 *Togaviridae* 風疹ウイルス属 *Rubivirus* に属するが、今までのところ、類縁のウイルスは見つかっていないし、宿主もヒトしか知られていない。

　ウイルス分離後からすぐに弱毒生ワクチンの開発が始まった。米国で最初に開発されたワクチンHPV77株（1969年発売）は副反応が少し出たことから廃止されて、現在使われているRA27/3株（Merck社）に替わった。

　日本でも日本の患者からの分離株をもとに弱毒生ワクチンが開発され使われている。麻疹の場合と同じように開発研究班に参加した5社の5株が承認された。しかし、その後1社は廃業し、1社は製造を中止したので現在3社の3株が使用されている。日本のワクチンは開発に当たって、低温で増殖するウイルスの選択を繰り返したので、全て温度感受性株（人の体温37℃より温度の高い39℃では増殖が悪い）である。温度感受性が、ウイルスの弱毒性と完全に比例するならば、日本のワクチン株は温度感受性が明瞭であり、その程度が不十分である米国の株よりも弱毒化されているはずである。しかし、弱毒性というのはあくまでもヒトにおける性状であるので、この相関性に関する科学的な答えは出ていない。米国のMerck社の小さなセミナーでこの温度感受性と弱毒性の相関性の話をしたら、「単なる仮説である！」と強く反発されたのが、今でも強く印象に残っている。

図7.2
風疹ウイルス
（加藤茂孝）

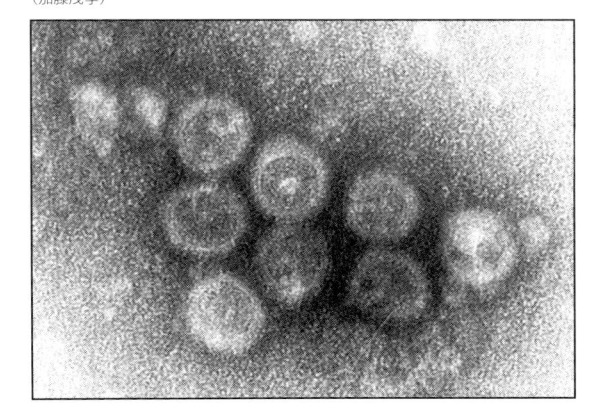

2. 女子中学生か、全幼児か？
　ワクチンが開発された当初、接種対象をどうするかの議論があった。男女の全幼児に接種するという米国方式と、女子中学生のみに接種するという英国・日本方式との2つであった。この2方式の優劣は10年後には極めて明確に判定結果がでた。米国では風疹の流行、即ち、患者が激減し、その結果として、妊婦も感染する機会が減り、CRSの出生がゼロに近くなってきた。他方の英

国、日本では、患者数は少しは減ったけれども、流行の主体である幼児は野放しだったので、風疹流行は以前のように周期的に起こり、また減ったとはいえ CRS の発生も続いた。英国、日本はこの結果から、全ての幼児を免疫するという米国方式に転換した。

　風疹は、日本をはじめとする北半球では、春先に流行する。日本において、かつては5年程度の間隔で全国規模の流行が繰り返されたが、小児へのワクチン接種によって、全国規模の流行はなくなり、散発的な発生に替わっている。最初は、風疹単独のワクチンであったが、麻疹・おたふくかぜと混合した MMR ワクチンや、麻疹と混合した MR ワクチンとして接種される事が多くなっている。日本では、MR ワクチンを2006年から1歳と6歳の2回、また2008年からはそれに加えて2013年3月までの5年間だけ、中学1年と高校3年でも接種している。

　かつては登録している小児科からの患者発生報告であったが、2008年から患者発生は全例報告制度に切り替わった。それによれば2010年の患者数は87例である（国立感染症研究所）。そして CRS も年間ゼロの年が多くなった。全幼児へのワクチン接種の絶大なる効果である（図7.3）。この87例を最少として、2011-13年は、患者が増えた。2011年371例。2012年は小流行となり2353例。その患者の過半数は、成人男子である。これは、ワクチンが女子中学生へ接種されていた世代であり、自然感染やワクチン接種で免疫を獲得できなかったグループである。2011年から2012年は残念なことに CRS 6 例。

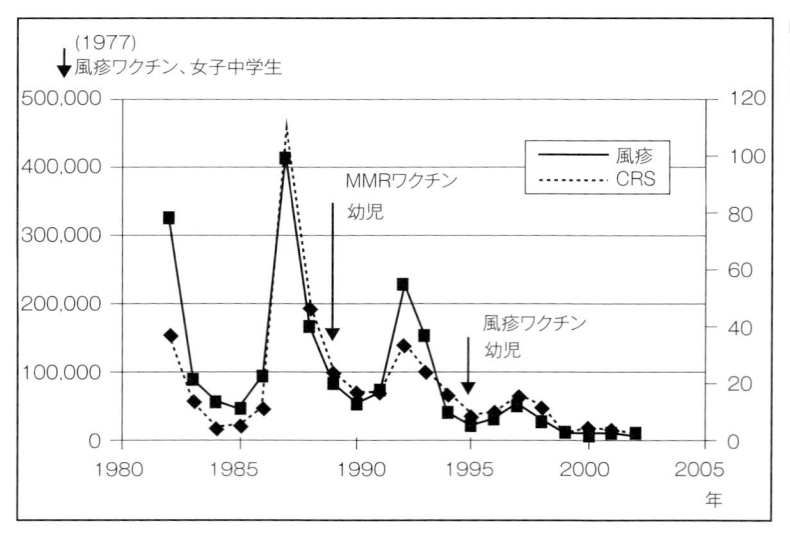

図7.3
日本における風疹（左軸）と CRS（先天性風疹症候群）（右軸）の発生数（加藤茂孝）

一般にワクチンが小児に普及すると患者年齢が上昇する。このとき、不十分な接種率では、流行も完全には抑えていないので、風疹の場合には妊婦感染の機会もかえって増えることが起こりうる。それでワクチン導入以前よりも CRS の患者をはるかに多く出してしまった1994年のギリシャのような悲劇が起こりうる。これが本当のギリシャ悲劇である。ワクチン接種率は、高くしないと逆効果にさえなりうるという残念な例である。

　自然感染やワクチン接種で獲得した抗体価が時間の経過とともに減少した場合、再感染も起こりうる。この場合には、発疹の出ることも少なく、自覚症状が無いことが多い。妊婦の再感染の場合にも、初感染に比べて頻度は低いが、CRS が起こりうる。この「再感染 CRS」発生の不安をゼロにするためにも、風疹の排除・根絶しか道はない。

３．妊婦へのワクチン接種

　ワクチン接種が開始された初期の頃、妊婦に誤って接種した場合（実際は接種後に妊娠が判明した場合が多い）の報告が世界各国合計で約800例あるが、先天性障害が生じた例はないので、妊婦へ接種した場合でも実際にはそれを理由に妊娠をあきらめることは推奨されない。このことから、風疹ワクチンは、生ワクチンであるが、CRS を起こさないほど十分に弱毒されていたことが分かった。しかし、予防接種法では妊婦への接種は望ましくないと規定されている。

Ⅳ．病原性と診断
１．病原性、臨床症状

　感染したヒトのせき、くしゃみの飛沫に含まれたウイルスによってヒトに感染する。大半が小児期に感染するが、ウイルスの感染力が強くないため、小児期での感染機会を逃して成人してから感染することがある。

　風疹の病原性について考える際には、２つの場合がある。すなわち、小児をはじめとした一般的な初感染の場合と、胎児が感染する CRS の場合とである。

　風疹感染による症状としては、感染約14日後にカタル症状（鼻水、せきなど）や発熱・発疹（図7.4）・リンパ節腫脹（耳介後部など）が出るが、一般に軽症である。発疹は３日程度と短く、出ないことも多い。目立った臨床症状が出ない不顕性感染例が小児で約50％、成人で約15％ある。成人でも不顕性感染があることが、妊婦の風疹感染の診断の際に産

科医が悩まされる大きな原因である。

血小板減少性紫斑病（1/3000～5000人）や急性脳炎（1/4000～6000人）などの合併症もあるが、これら合併症があった場合をも含めて風疹は一般に予後良好である。

もう一方のCRSの場合も、母親の臨床症状は、一般の感染の場合と同じである。患児のCRSの症候の内容は3大症状以外にも多岐にわたる。

眼の障害についていえば、眼の発生過程において、形成されたレンズ原基が早期には外部に開口しているが、その後開口部分が閉鎖されて外界との接触を絶たれた後は白内障（図7.5）が発生しない。このことから、眼の障害に関しては、体外（実際には羊水）から胎児のレンズ原基への直接的なウイルス感染によるものと考えられている。

皮膚の発疹については、発疹の皮下組織にはウイルス遺伝子やウイルス抗原が見つかるので、ウイルスによって直接発疹が起きると考えられる。ヒト感染例での報告はほとんど無いが、胎児でのウイルス遺伝子の定量化の結果、母親が発疹を出した場合の方が、胎児由来組織（胎盤絨毛、臍帯血、羊水）におけるウイルス増殖量が多い傾向があるので、発疹出現の有無は、ウイルスの増殖量による可能性が大きいと考えられる。

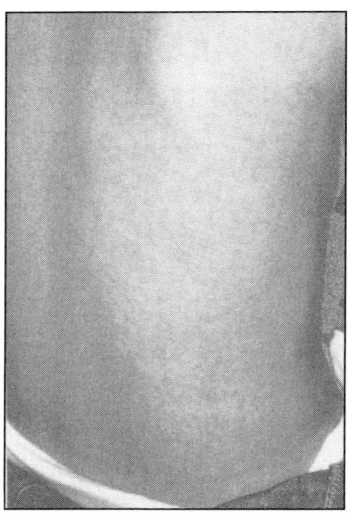

図7.4
風疹の発疹（南谷幹夫）

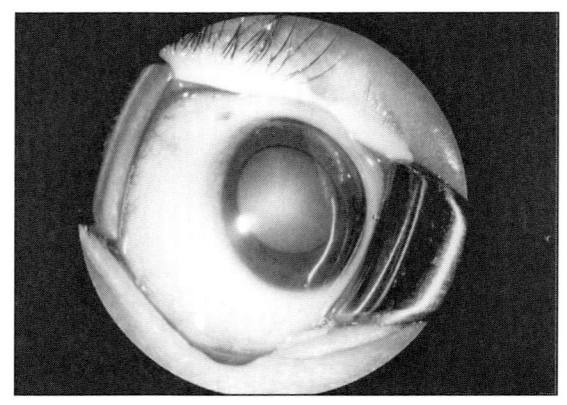

図7.5
先天性風疹による白内障（藤原隆男）

2．CRSの治療

風疹感染には風疹特異的な抗ウイルス薬や治療法はなく、個々の症状に対する治療になる。CRSの障害の場合は、障害の起きた臓器により処置が異なる。先天性白内障の場合

には、白内障レンズを摘出して、人工レンズに替える。心臓奇形の場合には、軽症であれば成長と共に自然治癒するのを待つ。自然治癒しなかった場合には、成長を待って心臓手術を行う。耳の場合には、高度難聴が多く、自然治癒は望めない。したがって患児のほとんどが「遥かなる甲子園」の生徒と同じように聴覚障害児学級に進む。しかし、最近では、幼少期に人工内耳を埋め込む治療方法の適用が考えられている。CRS も以前想像されたほど「運命的」なものではなく、治療による改善が望めるようになってきている。

3．日本本土の CRS

　日本本土の CRS の数は、初期に行われた調査では発見された症例数が少なく、その結果現在分かっている発生率よりも何倍も低く見積もられ、日本の風疹ウイルスは胎児への病原性が欧米より低いと考えられていた。簡単な調査のみで広く症例を拾い出すことの難しさである。その後、この日本の発生率の低さは調査不十分によるものではないかと疑問を抱いた私は再調査を徹底して、419人までリストアップした。その結果、現在では時代や地域により風疹ウイルスの CRS 誘起率に差はないと思われている。

　このような調査や研究の長さから、沖縄で長期にわたって調査した植田浩司やその次の世代である私は、研究者仲間から風疹研究に関して「大変しつこい」と言われることになった。

4．胎児遺伝子診断法の確立

　妊娠中に感染した場合には、胎児に CRS が生じる可能性が高いことから、発疹が見られた場合（顕性感染）や、症状がなくとも風疹患者に接した場合、さらには、症状もなく患者との接触歴もないが妊娠初期に検査した風疹抗体価が高いという理由だけで、母親の不顕性感染による胎児への感染の可能性を恐れて人工流産に至ることが、風疹流行期には多かった。私の経験からいうと、児の両親よりも児の祖父母（特に母親の母親）の心配が大きく、不安だからとか、娘につらい思いをさせたくないなどの理由で中絶したいというケースが多かった。障害、障害と恐れるが、今はワクチンによって予防できるし、それぞれの障害も完全ではないが治療できるようになっている。障害の内容よりも、むしろ「障害」という言葉の持つ響き・重さにおののいている感じがした。

　胎児診断への国民感情の相違について、初期に共同研究した名古屋市立大学の鈴森薫の日英比較によれば、「日本では一見障害者差別を嫌う

ように見え、胎児診断を行わない傾向があるが、実際は胎児診断もしないで安易に人工中絶に至ることが多い。イギリスでは出生前に胎児診断をして、もし障害の可能性があれば、覚悟を決めて出生後の生活の準備をしようとするように、両国の間で国民性に違いがあるのを感じた」という。

人口動態統計の流産数から、風疹流行期の風疹によると思われる人工および自然流産数は、1973～1998年の25年間で合計約2万5千例と推計された（図7.6）。ほぼ同時期に出生したCRS患児419人の59倍にも上る。

胎児の風疹感染を判定するために私は、風疹ウイルス遺伝子検出法を開発し、実用化した。発生学的に胎児由来組織（胎盤絨毛、臍帯血、羊水）からウイルス遺伝子であるRNAを抽出して、DNAに逆転写して

図7.6
風疹によると推定される流産数（加藤茂孝）

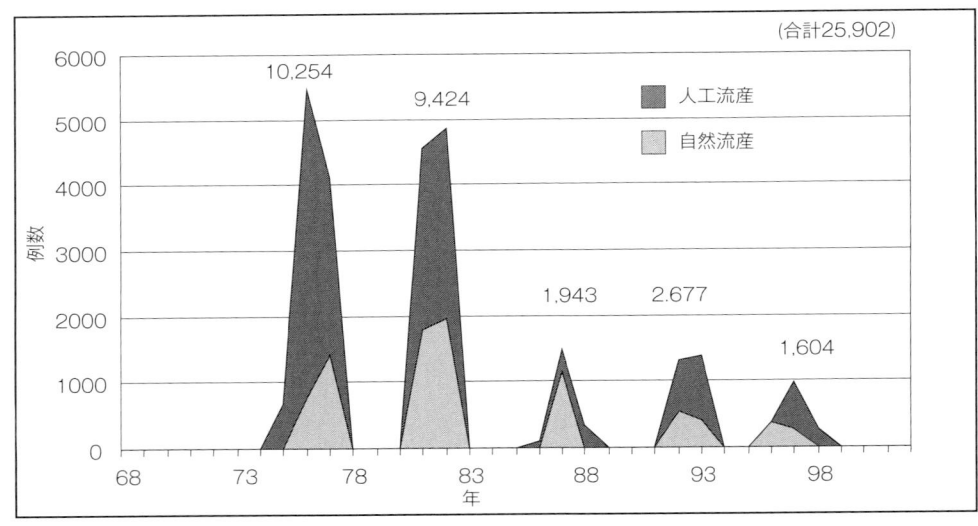

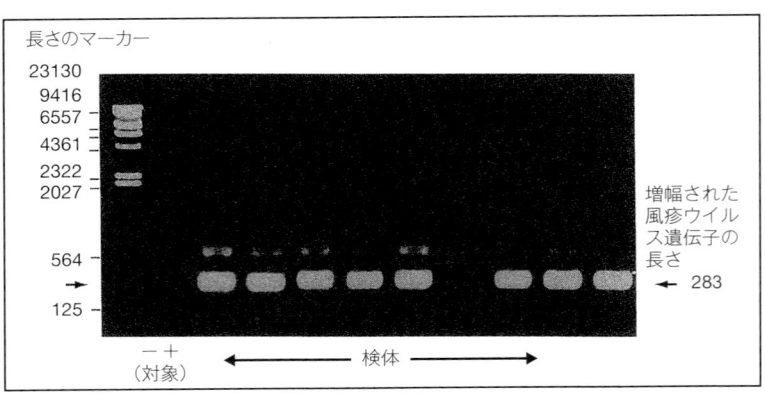

図7.7
風疹ウイルスの遺伝子検出（RT-PCR）（加藤茂孝）

その一部分を増幅し、増幅DNA断片を検出する方法である（図7.7）。合計で約400症例について実施したが、極めて信頼性の高い方法であった。その結果から、母親の顕性感染の方がCRSのリスクが高いが、その場合でも胎児感染にまで至るのは約30％、また感染と診断された胎児が出生してもそのうち約30％に先天性の障害が現れるに過ぎないことが明らかになった（表7.1）。

ウイルス遺伝子の定量により、母子感染経路も胎盤絨毛→臍帯血→胎児→羊水への排出ということが推測された（図7.8）。

1991年に最初の診断をしてから早くも21年になる。今でも当時のさまざまの症例が鮮明に蘇ってくる。

■症例1　1994年に無事に生まれた子は、早くも今年大学受験を迎える年になった。その中の1人に漁師の網元の長男がいる。跡取り息子が無事に生まれたという両親の喜びから、毎年暮に新鮮な尾頭付きの魚が送られてくる。その魚を見るたびに無事に生まれて本当に良かった、という当時の思いが蘇ってくる。

■症例2　CRSで生まれた新生児を多重の心臓障害で生後2週間で亡くした両親が私の研究所に来たことがあった。それは、その児の死亡が本当に風疹感染が原因だったのかを知りたくて、児の組織からウイルス遺伝子検出を試みたからである。その結果、全身の組織からウイルス遺伝子が検出された。両親はその児の（組織の）終焉の地に弔いに来たの

表7.1
胎児遺伝子診断の結果から算出した風疹胎児感染率と障害誘起率（加藤茂孝）

母親の発疹	胎児の風疹ウイルス遺伝子	先天性風疹／ウイルス遺伝子陽性
有　39.1%　→　陽性　32.8%		→ 陽性　28.6%
無　60.9%　→　陽性　3.5%		

図7.8
風疹ウイルスの感染経路
検体
■胎盤絨毛
△臍帯血
●羊水
（加藤茂孝）

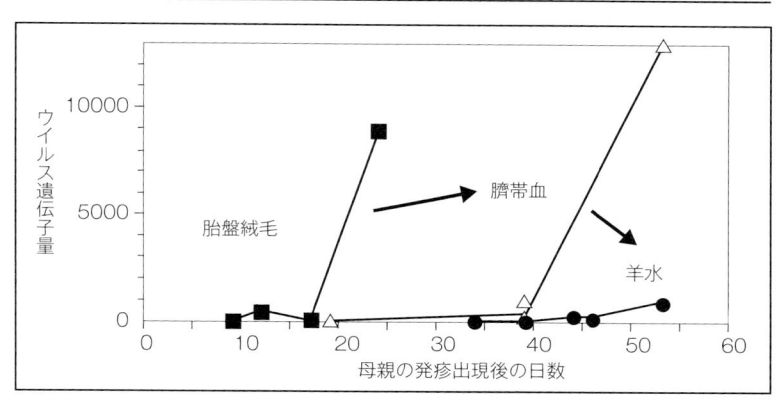

である。その夫婦には翌年健康な児が生まれたが、その児には亡くなった兄の分まで2人分を生きて欲しいと願っている。

■**症例3**　長年の不妊治療の結果、やっと妊娠したというのに風疹に感染した母親がいた。発疹は典型的で、感染直後のみ出現する風疹IgM抗体価も高く、典型的な顕性感染であった。2種類の検体で遺伝子診断したところ、児の感染が極めて明確であった。両親は出産を断念したが、母親は自分の過失ではないかと、自責の念に駆られて精神的に不安定になり、私を研究所に2度も訪ねてきた。産科医が不妊治療に先立って風疹の抗体検査をして、陰性だったのなら前もって風疹ワクチンを接種していたならば、と今でも悔やまれる極めて痛ましい例である。

　遺伝子診断については、前もって、この試験は研究段階であること、感染の有無を調べるのであり障害の有無を予測するのではないこと、費用は全て研究費から出し、患者負担はゼロであると伝えてから行った。それでも、遺伝子診断を始めた初期の10例ほどは、もし診断に誤りがあり、遺伝子陰性例から先天性風疹の児が出生したら、私は罪に問われて起訴されるかもしれないという不安があった。出産した児の健康状態を産科へ尋ねる電話の時は緊張し、本当にドキドキした。

　また、TVや新聞でニュースを知った障害児（風疹が原因ではない）の母親からは、障害児を差別するのかと抗議を受けた。ワクチンがあるので予防して欲しいこと、闇雲に恐れるのでなく科学的データで判断して欲しいこと、万一障害が出たとしても現在では治療法やリハビリ施設はあることなどを伝えた。私はこの方法で、むしろ中絶を回避したいのだ、と。統計に表れた数字の影には、数字では分からない一人一人の重い人生がある。

5．TORCH 因子

　母子感染を惹き起こす病原体は TORCH とまとめて呼ばれている。Toxoplasma, Others, Rubella, Cytomegalovirus（CMV）, Herpes simplex virus である。それぞれの病原体の英語名の頭文字を上記の順に並べた造語である。その後、HIV（ヒト免疫不全ウイルス）、ATL（成人T細胞白血病ウイルス）、Parvo（パルボB19ウイルス）、HBV（B型肝炎ウイルス）など Others に含まれる病原体が次第に増えてきた。これらは必ずしも先天性障害を引き起こすものではなく、母子感染が主要な感染ルートになっているものである。TORCH の略号が出来た当初は、TO は Toxoplasma のみを意味していたが、種々の因子が見つかり、現在では O の意味が Others に変わった。母子感染症学の進歩である。

感染症による先天性難聴の最大の原因であったCRSの患者数が激減したことから、今では感染症による先天性難聴の最大の原因はCMVの感染によるものである。現在、CMVは先天性難聴の原因のおよそ20％と推定されている。

Ⅴ．風疹の研究
１．遺伝子型
　現在流行している風疹ウイルスは、血清学的には単一である。つまり、現行の風疹ワクチンは、流行している全ての風疹ウイルスを予防することができる。風疹ウイルスの遺伝子型による分類が2004年のWHOの会議で提案された。私もCDCの一員として会議の準備段階から参加したが、風疹ウイルスの遺伝子型が初めて話題にされた極めて印象的な会議であった。それによれば大きく２つのclade（群）に分類される（図7.9）。

　CRSを引き起こすかどうかの病原性についてはclade 1 とclade 2の間や遺伝子型（genotype）の間、ウイルス株間では差が無いだろうと考えられている。CRSの誘起の有無は、ウイルス側の因子ではなくてむしろ感染したウイルスが胎盤を通過するか否かで決まると考えられている。現行の風疹ワクチンは、もちろんclade 1と2の両方に有効である。

２．戦争で拡散？　世界流行の原因
　風疹ウイルスの遺伝子型clade 1は現在世界的に広がっているウイルスグループで、おそらく20世紀の半ばに世界中に広がったと考えられる（表7.2）。当時は第２次世界大戦の最中である。風疹もまた戦争などの人員の大量移動が世界に流行を広げる原因になっている。現に、1940年のオーストラリアの流行は軍隊が中心であった。1964年の沖縄の風疹流行も、おそらくベトナム戦争に関連した米軍の大掛かりな米国から日本本土・沖縄への移動が背景にあったと思われる。clade 2はアジア・ヨーロッパを中心にclade 1より狭い領域で分布しているが、年代推定によればおそらく19世紀半ばに分布したもので、それ以前に存在したウイルスグループと入れ替わった可能性が考えられる。1841年のインドでの流行は、当時新たに出現したこのclade 2ウイルスによる当時の「新興感染症」であったのかもしれない。

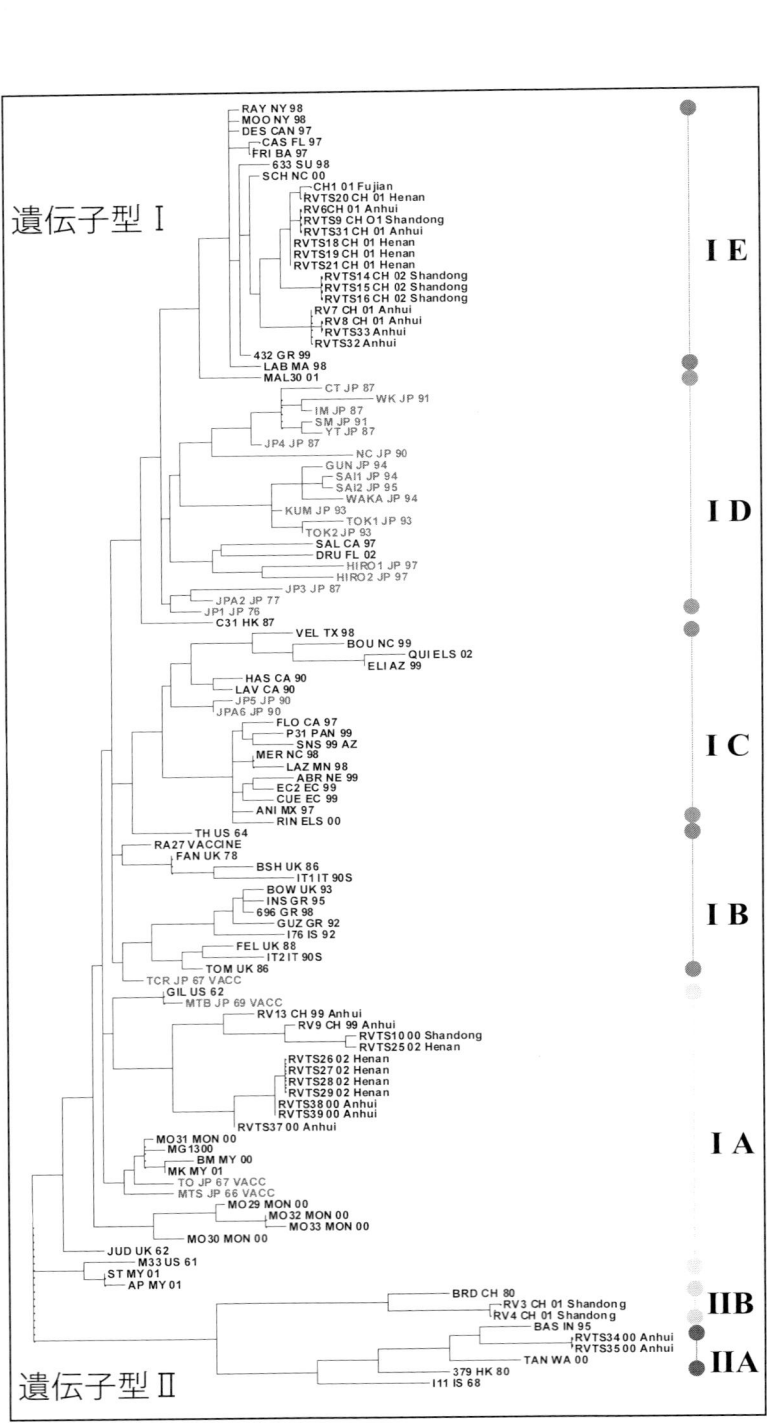

図 7.9
風疹ウイルスの遺伝子型

	推計された年	使用した遺伝子の長さ	使用した株数
遺伝子型 I	1940.5	601	112
	1945.6	1167	26
	1946.6	3261	26
遺伝子型 II	1843.6	3261	6

表7.2
ウイルスはいつ広がったか？（加藤茂孝）

3．自閉症とは無関係だったMMR

　MMRワクチンを男女幼児に接種することが定着したイギリスにおいて、MMRワクチンと自閉症との関係が問題として取り上げられたことがあった。自閉症児の過去を調べるとMMR接種が共通因子として浮かび上がってきたのがその理由である。当時すでに、MMRはほとんど全ての幼児に打たれていたので、皆に共通しているのは当然であった。そこへ、英国首相が因果関係を検討すると議会で表明して、事はさらに大きくなった。2009年になって、自閉症とMMRはなんら因果関係はないことが学問的にも、政治的にも明らかになり、幸いこの問題は終息した。自らが開発に関与したワクチンを世に出したいという医師のデータ捏造と言う事であった。

4．実験動物の開発

　風疹の自然宿主はヒトしかないことから、先天性障害の実験動物モデルの探索が長い間続けられたが、成功しなかった。私は妊娠フェレットを用いて、胎児に先天性障害を起こす動物モデルを作り出した。CRS症状の完全な再現ではないが流産、低体重、無眼球・眼球形成異常と、多岐にわたる骨形成不良（頭蓋骨形成不全や脊柱彎曲・下顎骨融合不全（図7.10）・少指症）である。体長2cm位のフェレット胎児のレントゲン写真はヒトの撮影装置では撮れない。そこで横浜にあるレントゲン装置のメーカーの研究室を探し出し、そこまで何度も通って写真を撮影したのが思い出である。

図7.10
風疹ウイルスによってフェレット胎児に誘起された骨形成異常
（上段：非接種。下段：母フェレットにウイルス接種。児に頭蓋骨陥没と脊椎彎曲）（加藤茂孝）

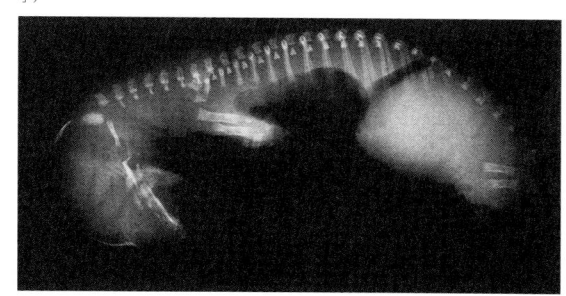

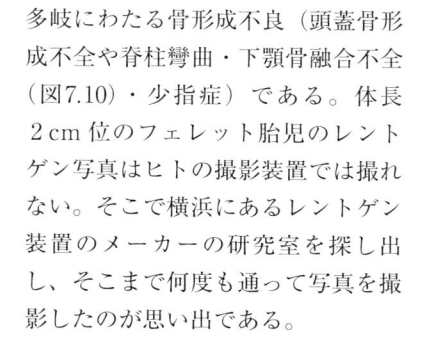

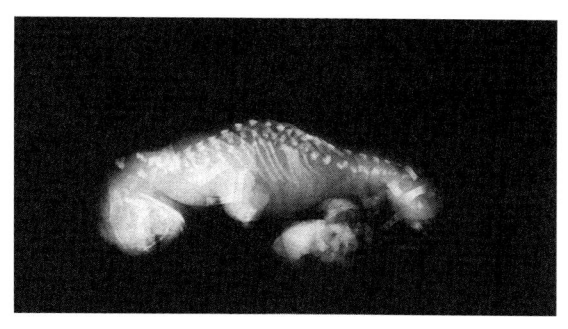

VI．CRSに抗して
1．勇気ある人々

　風疹を研究していく過程で、大リーガーCurtis Pride、沖縄の高校野球児以外にいろいろな作品にCRSが登場したり、CRSで生まれても頑張っている人がいることを

知った。彼らの活躍に、研究に従事した側である私も大変勇気付けられている。

　アガサ・クリスティー「鏡は横にひび割れて」（橋本福男訳、ハヤカワ・ミステリ文庫、1979年）は CRS が殺人事件の原因にされている。かずきれいこさんは自分の顔の紅潮の原因が CRS による心臓の左右の間の中隔欠損であり、それを化粧法で克服する方法を学び、その喜びを皆に分かち合いたくてフェイシャルセラピストになったという。

　2010年5月14〜16日、放送大学で面接授業をしたが、生徒の1人に CRS で視覚不良の人がいた。授業の最初に私を含めて全員で自己紹介を行ったが、私は以前、国立感染症研究所で風疹の胎児感染のウイルス遺伝子診断をしていたと話したことから分かったことである。その人は CRS にも全くめげず結婚をして、子供さんにも恵まれ、今は盛んな知的好奇心から放送大学で学んでいる。長い間、風疹の遺伝子診断をしていたが、自分が行った研究に関連した偶然の出会いは初めてであり、大変感激的であった。

２．先天性風疹の根絶の日を

　20世紀には、多くの CRS の発生があった。その CRS を大幅に上回る妊娠中絶もあった。ワクチン接種によって現在（2013年）では、南北アメリカ、日本、ヨーロッパで CRS がほとんどゼロにまで下がった。WHO の西太平洋地域では、2012年が麻疹の排除目標年であるが、その目標達成のために MMR ワクチンや MR ワクチンを使う場合が多いので、麻疹の排除計画と連動して風疹も排除状態に近づくことを期待している。しかし、南アジア地域では未だに麻疹の排除目標年さえ設定できていない。21世紀中には、地球規模で麻疹、風疹の排除・根絶が達成されることを期待している。

第8章 「インフルエンザ」
人類に最後まで残る厄介な感染症

I. 2009年という年——民主党政権とインフルエンザ・パンデミック

2009年は後世の日本の歴史においては、民主党政権が成立した画期的な年として記憶されるであろう。しかし、感染症の歴史においては「新型インフルエンザ」の世界的な発生の年であった。

4月24日にWHOからメキシコのブタ由来の新型インフルエンザの発生が報告され、5月9日に成田空港への帰国患者第1号、続いて5月16日に関西地方で渡航歴のない患者第1号が報告された。空港検疫のものものしさは、TVで放映され国民の緊張感を高め、結果的に不安感を煽った。6月12日（ジュネーブでは6月11日）には、WHOが警戒レベルを最高のフェーズ6に上げた。4月末〜5月初めの大型連休から、12月に患者発生数（実際には、定点医療機関あたりの受診者数）が減少し始めるまでのおおよそ半年間（図8.1）は、日本社会全体に不安が襲い、政府の対策は迷走し、また流行の初期段階に患者を出した学校や生徒は、いわれなき攻撃を受け、病気そのもの以外の不安にさらされた。

そして終息してみれば、日本は世界でもまれに見る感染死亡者数の少ない国とされ（図8.2）、世界からは「日本の奇跡」とさえ言われるほど

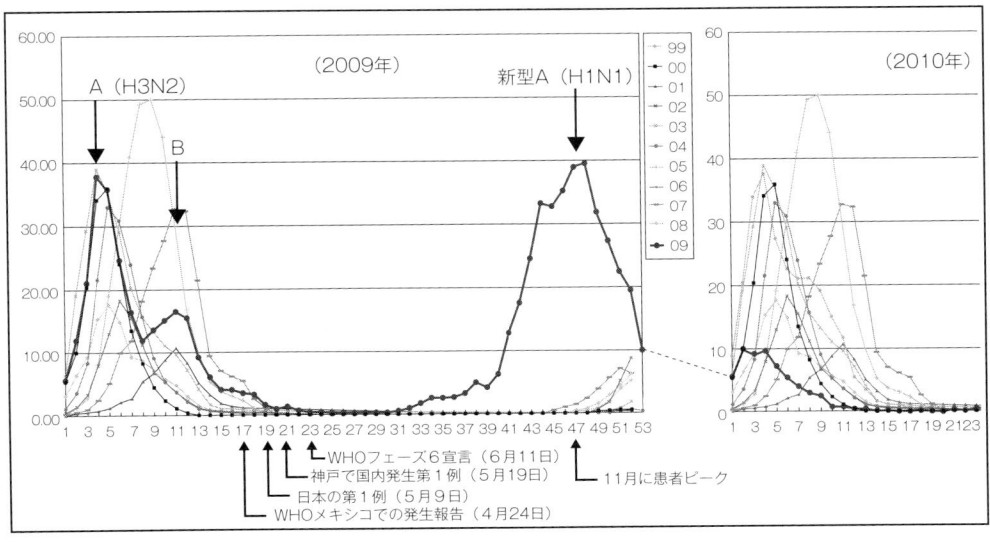

図8.1
インフルエンザ 定点当り報告数（2009年-2010年の流行：太線）（国立感染症研究所）

であった。このように結果は大変良かった。この「新型インフルエンザ」パンデミックは、感染症対策に関して学ぶべきことの多い、生きた演習になった。それも、極めて幸いなことに結果として被害の少ない演習で終わった。1年4カ月後の2010年8月10日、WHOはフェーズ6をポスト・パンデミックフェーズに変更し、警戒レベルを下げた。

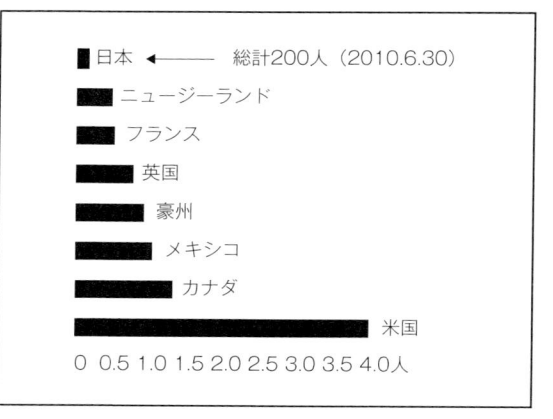

図8.2
10万人当たりの各国の死亡者数
※米国は推計値（厚生労働省調べ）

II. 名前の由来──インフルエンザは星から来たのか？

■インフルエンザ

　influenzaの語源はinfluence（影響）と同じである。in（中へ）とflow（吹き込む、流れ込む）から来ている。では、どこから流れ込んで来るのか？　それは地球外からである。地球上の環境・自然の変化、さらにそれが拡張されて人間社会の種々の変化、個人の運命でさえ天体の影響であると考えたのは、古来、洋の東西において変わらなかった。星占い、占星術が洋の東西で発達したのもその理由からである。病原体としてのインフルエンザウイルスはブタで1929年に、ヒトで1933年に初めて発見されたが、それまでは目に見えない得体の知れないものであり、彗星などの地球外から来た邪気（悪い空気）であったと思われたからこの名が付いた。この言葉は早くも1835年伊東玄朴が「医療正始(せいし)」の中で「印弗魯英撒（インフリュエンザ）」として日本へ紹介している。

■感　冒

　中国では、感冒と言っていた。遅くとも1304年以前に日本に入ってきた言葉である。しかし、この語は通常のかぜとインフルエンザとに対して混同して使われることから、インフルエンザのことを特に「流行性感冒」、略して「流感」といって区別するようになった。「流感」は病名としては日本では近年までインフルエンザという言葉よりも普及していた。

■はやりかぜ

　江戸時代に唄われた最上川舟唄には、「酒田さ、行ぐさけ、まめでろちゃ、はやりかぜなどひかねよに」とあるが、ここでは「かぜ」と「はやりかぜ」とを明確に区別している。つまり感冒と流行性感冒の区別と同じである。当時、海上輸送で大変栄えた日本海岸の港町である山形県

酒田では、「輸入」感染症であり船で運ばれてくるインフルエンザが、山間部に先んじて流行したり、山間部よりも頻繁に流行っていたものと思われる。

Ⅲ．歴史上のインフルエンザ
１．最初のインフルエンザ？
（１）アテネの疫病

インフルエンザが、世界的な大流行（パンデミック）を起こすには、人口の密集と、迅速な交通手段の２つが条件であるとされる（立川昭二）。この２つの条件こそ、近代・現代社会の特徴である。この２大条件は現在ますます加速しているから、インフルエンザこそまさに現代病であり、これからますます流行しやすくなって行く感染症である。

ところでその始まりは何時であったのであろうか？ BC430～427年のアテネの疫病としてツキジデス Thuchydides が記載した病気がある。その原因は従来ペスト、天然痘、猩紅熱などいろいろと言われてきたが、1985年 Langmuir がインフルエンザではないかという説を出した。彼の説が妥当であれば、これが記録に残る最古のインフルエンザである。

（２）ヒポクラテスの記録

医学の祖、ヒポクラテスの書にすでにインフルエンザとおぼしき呼吸器病の記載がある（BC412年）。

２．日本での記録
（１）公式の歴史書である三代実録（901年完成）の862年の記載に「咳逆、死者甚衆」とあり、この「咳逆」は「しはぶき」と読むので、インフルエンザであると考えられている。これが日本における公式記録に記載された最初のインフルエンザの流行である。しかも、この時の流行は864年までの３年連続の流行であり、パンデミックであったと考えられる。

インフルエンザは平安、鎌倉時代には、しはぶきと呼ばれていた。しかし、これより以前の奈良時代の万葉集の有名な山上憶良の貧窮問答歌に、すでに「寒くしあれば堅塩を取りつづしろひ糟湯酒うち啜ろひて咳かひ鼻びしびしに」（寒いから、堅塩を少しずつなめては糟湯酒をすすり、咳をしては鼻水をすすり上げる）とあるが、この「しはぶかい」はインフルエンザであったのであろうか？ それとも普通のかぜであろうか？ 仮にインフルエンザであったとしても、中央政府には情報が届

かず公式の記録に残らなかったものと思われる。このように「しはぶき」は遅くとも奈良時代には存在した「ことば」である。

（2）現存するわが国最古の医学書「医心方」（丹波康頼著、984年）には、「咳逆、咳逆疫」が記載されている。同じ時代の源氏物語（1008年成立）の夕顔の巻のヒロイン夕顔は、六条御息所の嫉妬により呪い殺されたのではなく、ことによると、インフルエンザで亡くなった可能性が高い。インフルエンザによる高熱と脳炎・脳症でうわごとを言うのが「のろい」のように見えたのではないだろうか？ 古代、病は見えない毒によって起こっていたと皆が信じていた時代の物語である。夕顔の死後、光源氏も同じ症状を出すので、夕顔から感染した可能性が高い。「この暁よりはしはぶきやみに候らん、かしらいと痛くて苦しくはべれば」と光源氏自身が語っている。

作り話の世界である「源氏物語」の記載はともかくとしても、藤原道長や紫式部の時代の天皇であった一条天皇（図8.3）が「しはぶき」で亡くなった（1011年）と大鏡（平安時代末期に成立）に書かれている。この一条天皇こそ、道長の娘彰子（しょうし／あきこ）が入内して道長の栄華の中心に位置した天皇であった。彰子は、後一条天皇・後朱雀天皇の母であり、院号は上東門院。紫式部、和泉式部、赤染衛門、伊勢大輔などを従え、華麗な文芸サロンを形成していた。しかし、インフルエンザは名前が何と呼ばれようと恐ろしい病気であった。これは勿論、貴族階級だけの話ではなく、庶民は、さらに悲惨であった。

（3）鎌倉時代にもインフルエンザの流行が記録されている。鎌倉時代初期の1233年藤原定家の日記「明月記」（図8.4）に「近頃咳病は流行るが、世俗は夷病という。去年に京へきた異国人を万人がみたため」と書かれている。病原体に関する認識は勿論無いけれども、インフルエンザが何らかの「輸入」であるという体験的認識が見てとれる。定家の明月記の原本は国宝に指定されているが、それ自体の歴史的価値以外に

図8.3
一条天皇
インフルエンザで死亡
（1011年）
（真正極楽寺蔵）

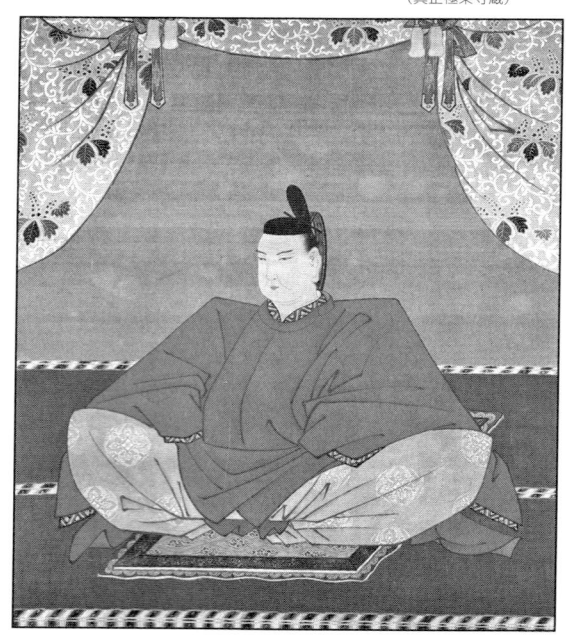

科学的貢献も大きい。このインフルエンザの記事以外にも、1054年のかに座の超新星の爆発（M1かに星雲）の記載が天文学の世界では有名である。私は1960年に畑中武夫の講演で聞き、天文学と藤原定家の日記との意外な関連性が今でも強く印象に残っている。この超新星の爆発はもちろん定家が生まれる前の出来事であるが、伝聞として記載されている。

また、鎌倉時代末期の後醍醐天皇の1329年に「しはぶきやみはやりて、人多くうせたまう」（増鏡、南北朝中期に成立）と書かれている。この年から2年後の1331年に天然痘が流行しているし、感染症は猛威をふるうがままであった。それに加えて台風などの自然災害、南北朝の動乱が加わる大変な時代であった。現代社会でもこの全ての惨禍はあるが、知識、情報伝達や対策が進んでおり、当時の混乱・不安・絶望の大きさは、現代の比ではない。

(4) 江戸時代には、徳川幕府による鎖国があったが、制限されているとはいえ、長崎出島や琉球との貿易など海外の人との交流はあった。その折に感染症が輸入されることが起きた。天然痘、麻疹のみならず、インフルエンザについても同様であった。

それでも、人々の交流を遮断することは感染症の侵入を防ぐのに効果的であるのは、現在と同じであり、江戸初期の1614年から1693年の間には、インフルエンザと思われる感染症の流行がない。

江戸時代後半のインフルエンザの流行のそれぞれに、当時の社会文化を反映したユニークな名前が付けられている（表8.1）。有名なものを挙げれば、

図8.4
藤原定家「明月記」の一部。有名な「紅旗征戒非吾事」が書かれている。他の部分にインフルエンザが輸入感染症であることの記載がある。

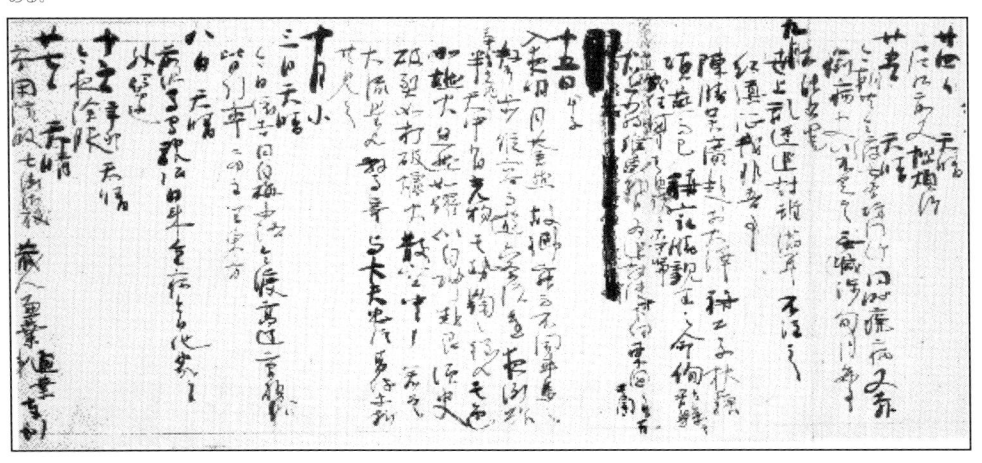

■谷風1784年

　力士風とも呼ばれており、当時最強の名横綱の谷風梶之助の名前が付けられている。力士は巡業や、おかかえ大名の国許まで旅行する機会が多いので、ウイルスの運び手になっていたかもしれない。しかし、実際に横綱・谷風がこの年のインフルエンザに罹ったのではなく、谷風のあまりの強さに驚嘆する人々に対して、彼自身が「土俵上で儂を倒すこと

表8.1　江戸後半期以降の日本におけるインフルエンザの流行

時　期	パンデミック	流行地	わが国における流行時期	備　考
			1707（宝永4）	
			1716（享保元）	
1729-33	＋＋＋	ヨーロッパ，南北アメリカ	1730（享保15），1733（享保18）	
			1744（延享元）	
			1747（延享4）	
1761-62	＋	ヨーロッパ，北アメリカ		
			1769（明和6）	稲葉風
			1776（安永5）	お駒風
			1780（安永9）	
1781-82	＋＋＋	ヨーロッパ，中国，インド，北アメリカ，ロシア	1781（天明元）	
			1784（天明4）	谷風
1788-90	＋	ヨーロッパ，北アメリカ		
			1795（寛政7）	御猪狩風
1799-1802	＋＋	ヨーロッパ，中国，ブラジル，ロシア	1802（享和2）	アンポン風，お七風，薩摩風
			1808（文化5）	ネンコロ風
			1811（文化8）	
			1821（文政4）	ダンボウ風
			1824（文政7）	
			1827（文政10）	津軽風
1830-33	＋＋＋	ヨーロッパ，北アメリカ，ロシア，インド，中国	1831（天保2）〜1832（天保3）	琉球風
1847-48	＋＋	ヨーロッパ，ロシア，北アメリカ？		
			1850（嘉永3）	
			1854（安政元）	アメリカ風
1857-58	＋	ヨーロッパ，南北アメリカ	1857（安政4）	
			1860（万延元）	
			1867（慶応3）	
1889-91	＋＋＋	全世界	1890〜91（明治23〜24）	お染風
1900	＋＋＋	ヨーロッパ，南北アメリカ，オーストラリア	左の年に同じ	
1918-20	＋＋＋	全世界	左の年に同じ	
1946-48	＋	全世界	左の年に同じ	
1957-58	＋＋＋	全世界	左の年に同じ	
1968-69	＋＋＋	全世界	左の年に同じ	
1977-78	＋＋＋	全世界	左の年に同じ	

＋：非パンデミック，＋＋：パンデミックが疑われる，＋＋＋：パンデミック。
（逢見憲一　2009を一部修正）。

はできない。倒れているのを見たければ儂が風邪にかかった時に来い」とこの流行時に言ったからであるという。それにしても、歴史というものは皮肉なものである。この豪語が実現して谷風自身が、11年後の1795年のインフルエンザ（御猪狩風）で亡くなってしまった。史上最強と言われる横綱すら簡単に倒したインフルエンザウイルス！

■薩摩風1802年、琉球風1832年

薩摩の国から広がったと思われているので付けられた。琉球貿易の機会に「輸入」された可能性がある。

■アメリカ風1854年

1853年のペリーの来航（黒船）と翌1854年の日米和親条約の締結により日本が開国した結果、持ち込まれたものと、当時の人々に思われた結果の命名である。1856年には、アメリカのタウンゼント・ハリスが下田に駐在領事として赴任している。このような国際情勢から人々は敏感にアメリカからもたらされたインフルエンザと感じアメリカ風と呼んだ。幕末には、開国により海外からの来航が急増して、さまざまの感染症が流行している。天然痘、麻疹、コレラ、インフルエンザなどである。これらの流行で驚くべきことに万人、十万人単位で人々が亡くなっている。幕末における黒船来航以降の騒ぎは、軍事、外交、経済的な問題のみが大きくクローズアップされるけれども、現実には、大地震の連続発生（1853年関東大地震、1854年下田地震、1855江戸大地震）や相次ぐ上記の「輸入」感染症の発生による庶民の間の社会不安がその背景として大きく影響している。

(5) 1890～91年の流行

1890～91年にも、インフルエンザが流行している（表8.1）が、民衆は「お染風」と呼び習わしていた。江戸期に流行った「お染風」が、明治期になってまたしても復活したと、当時の人たちが考えたのであろうか？　すぐに恋に感染しやすいお染ちゃんのような風邪というイメージである。しかも、お染の「染」は感染の「染」の字そのものである。そして、お染と言えば久松である。インフルエンザが流行した時、軒先に「久松留守」と書いて貼る習慣が起きた。久松が留守ならば、お染は訪れないだろうというしゃれであり、また迷信である。この除け札である「久松るす」はずいぶん長く、下町では戦後までずっと残っていたという（図8.5）。インフルエンザウイルスが発見される前の習慣である。

このように江戸時代には「○○かぜ」と言い習わされてきたが、「かぜ」と「インフルエンザ」とは別の感染症であるので、正確に言えば、例えば、「お染かぜ」は「お染めインフルエンザ」である。

日本特有の名前が付けられていたインフルエンザの流行であるが、表8.1に見るように世界の流行と連動している。すなわち世界的な流行と同年か数年遅れで日本に発生しているのが分かる。当時は海外の感染症情報などは当然ながら全く入っては来なかった。しかし、表が教えるのは、情報の有無と無関係に「感染症に国境はない」。

Ⅳ. 病原体の発見
1．ヘモフィルス・インフルエンザ菌

　感染症学・微生物学は、顕微鏡や培養法の発明により、その初期の時代においてはまず細菌学分野において大きく発展した。一方、細菌に比べて極めて小さく、純粋培養の不可能なウイルスを対象とするウイルス学の発展は、電子顕微鏡や組織培養法の発明を待たなくてはならなかった。このような学問を支える技術的な差から、インフルエンザの病原体もまず「細菌」として発見された。それが、1889年の流行時に、R. Pfeifferが発見したヘモフィルス・インフルエンザ菌（*Haemophilus influenzae*）である。後に真の原因病原体であるインフルエンザウイルスが発見され（1933年）て、この菌はインフルエンザの病原体ではないことが明確になったが、しかし名称はそのまま残った。この残された名称が現在でもたまに人々にインフルエンザとの関係において混乱を生じさせている。この菌のB型は、細菌性肺炎の原因になるので、後にワクチンが作られてHibワクチンと略されている（菌名の頭文字を略号として採用している。BはB型の意味である）。先進国の中では遅れて、日本では2008年からやっと接種可能になった。

　このHibはAIDSの原因ウイルスがHIVと略されるようになった時、VとBの発音の区別が苦手な日本人にとっては、HibとHIVの区別が容易ではなく、時には混同されることが起きた。ともに略してヒブと発音されたり、エッチ・アイ・ビー/ブイと似通っている。このようにこの菌名はいつまでも人々にいささかの混乱をもたらしている。

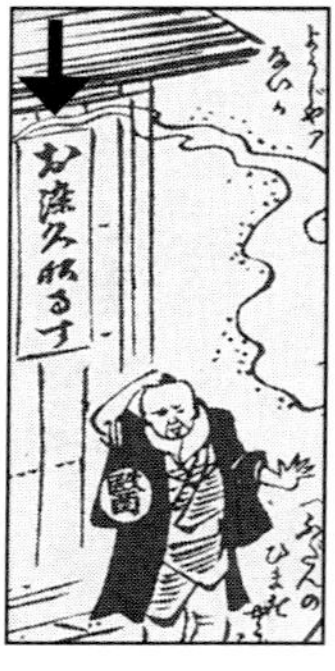

2．ウイルスの発見

　インフルエンザウイルスの発見は、1933年である（Smith W）。これは現在のインフルエンザウイルスの分類によればA型ウイルスであった。最近撮影されたA型ウイルスの電子顕微鏡写真を図8.6に示した。B型ウイルスの発見（1940年、Francis T）、そしてC型ウイルスの発見（1949年、Taylor RM）へと続く。発見順にA、B、C型になった。型別はウイルスを構成している内部蛋白の違いによる。

図8.5
はやり風用心（明治23年）の錦絵の1部拡大。「お染久松るす」軒下にはられた貼札。

A型ウイルスは、野鳥を中心として多くの動物に感染する。ウイルス表面の突起に2種類あり、1つがHA（Hemagglutinin 赤血球凝集素）で18種類、もう1つがNA（Neuraminidase ノイラミニダーゼ）で11種類ある（図8.7）。ウイルスが細胞に感染するときにHAを使い、細胞で作られた子孫のウイルスが細胞から出るときにNAを使う。この2つの突起の組み合わせで、18×11＝198種類のウイルスが存在する可能性がある。北海道大学の喜田宏が野鳥から分離するか、遺伝子再集合技術で作るかして、全198種類のウイルスを保有しており、研究者に提供している。HAとNAの組み合わせは、更に短く略してH1N1とかH5N1のように表現する。

図8.6
インフルエンザウイルス（野田岳志）

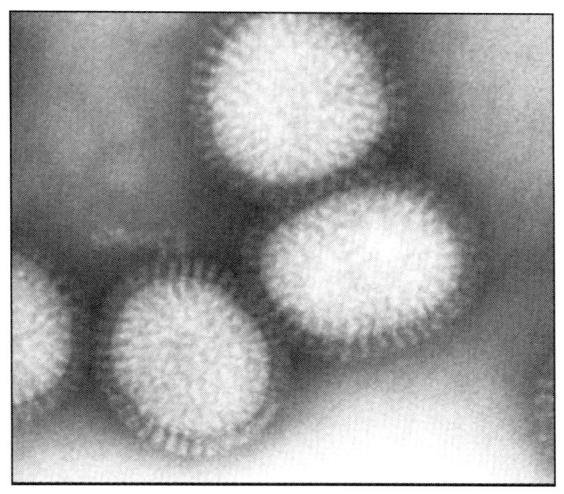

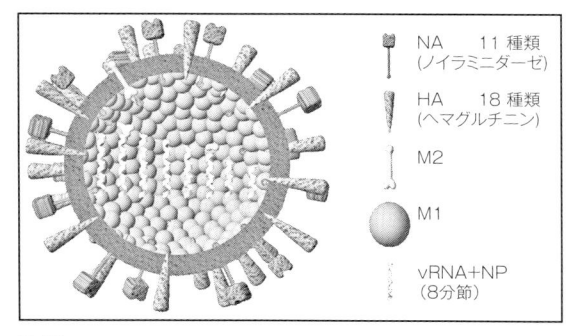

図8.7
A型インフルエンザウイルス（河岡義裕）

　一方、B型は、大きく流行するのは、ヒトのみである。B型ウイルスはHAが1種類、NAも1種類なので亜型はないとされているが、現実にはHAに山形株系とVictoria株系の2種類がある。しかし、A型ウイルスのようにH1とかH2とは表現しない。C型ウイルスにはNが存在しないし、亜型もない。流行が認められるのはヒトだけである。A型とB型のウイルスは電子顕微鏡による微細形態でも相互に区別がつかない。しかし、C型は表面のスパイクの規則的配列構造から同定が可能である。

　これらの中で世界的な流行（パンデミック）を引き起こすのは、A型のみである。

　インフルエンザウイルスのもう1つの特徴として、ウイルス遺伝子であるRNAが8個の分節に分かれていることである。分節の1個が簡単に他のインフルエンザウイルスのものと入れ替わることが起きる。これを再集合と言うが、そのお陰で新しいウイルスが簡単に生まれてしま

う。

　また遺伝子がRNAであるので、DNAに比べて変異しやすくなる。これは、DNAは生体（動物、植物、細菌の細胞内）に間違いを直す、すなわち「校正」機能を持つ酵素が存在する（修復酵素）ので、間違い（変異）が起きても修復されるが、RNAに対してはこの酵素が存在しないからである。

　このようにインフルエンザウイルスは、その構造から見ても極めて多様性に富むので、対策が一筋縄ではいかない全く厄介なウイルスである。「厄介」というのは、ヒトが言うせりふであって、ウイルスから見れば生存戦略に長けた大変賢いウイルスである。あまりに賢いので「人類に最後まで残る感染症」とまで言われている。

Ⅴ．新型の出現
１．パンデミックの歴史

　インフルエンザの流行を歴史的に見る場合には、1889年以前では記録からの推定、1889年～1933年では血清考古学かウイルス遺伝子の解析から、1933年以降はウイルスの分離から知ることができる。表8.1はそのようにして作られた。

　パンデミック（世界的流行）は、1510年の流行がその規模の大きさから最初であると考えられている。表8.1にみられるように18～19世紀の200年間で、7回のパンデミックがあった。20世紀で3回、そして21世紀の10年では、新型インフルエンザ（2009年）の1回である（表8.2）。1977年のソ連インフルエンザ（ソ連かぜ（ロシアかぜ）といわれていた）は、ウイルス遺伝子の詳細な分析から実験室で保存されていた株に極めて近いことから、実験室から漏れ出た可能性があり、流行規模も他のパンデミックほどは大きくなかった。

　1889年の流行が近代社会における最初のパンデミックとみなされており、この流行の背景に交通網（鉄道、大西洋航路）の発達が考えられる。ウイルスは分離されていないけれど、血清考古学からウイルスの血清型はH3N8ではなかったかと推定されている。

　ソ連インフルエンザを除いたこれら18世紀以降の11回のパンデミック間の間隔は、平均で28年である。

　幸いなことに、20世紀以降の110年で、ヒトに大流行を起こしたウイルスは198種類の内のわずか3種類である。すなわちスペインインフルエンザ（スペインかぜ）H1N1、アジアインフルエンザ（アジアかぜ）H2N2、そして香港インフルエンザ（香港かぜ）H3N2である。ソ連イ

ンフルエンザも、2009年の新型もH1N1であり、広い意味でスペインインフルエンザの子孫である。すなわち、全くの「新型」ではない。

2．A型ウイルスの1亜型の独占的流行（？）

　A型ウイルスのパンデミックにおいて、ウイルス学的なデータが利用できる20世紀について見るとスペインインフルエンザH1N1、アジアインフルエンザH2N2と香港インフルエンザH3N2（1977年まで）は、A型の1亜型のみが独占的に流行した（表8.2）。しかし、ソ連インフルエンザH1N1の出現（1977年）後は、季節性インフルエンザとしてA香港とAソ連の2つのウイルス株が並行して流行している。2009年の新型A（H1N1）流行後はおそらく新型が独占的に流行するか、新型とA香港の2つのウイルス株の平行的流行のいずれになるかと興味を持たれていたが、結果として平行的流行になった。

　ソ連インフルエンザ出現後の平行的流行については、先に触れたように、もしもこのウイルスが実験室から漏れた結果流行したのであれば、ウイルスに対する免疫が全く無い新種のウイルスの出現ではなかったので、免疫を持ったヒトの率が未だに高かったからであると想像される。つまり、ソ連インフルエンザウイルスと同じH1N1のスペインインフルエンザの子孫ウイルスは1957年まで流行していたので、このH1N1のウイルスに対する免疫を持った人の率は十分に高かったはずである。これが、平行的流行の理由の1つであろうと思われる。

3．ウイルスはシベリアやアラスカで保存

　インフルエンザはヒトの病気として広く知られているので、長い間皆

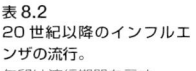

表8.2
20世紀以降のインフルエンザの流行。
矢印は流行期間を示す。

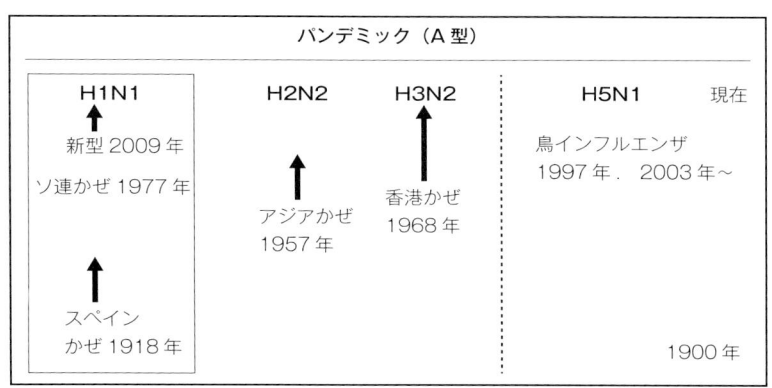

パンデミック（A型）				
H1N1	H2N2	H3N2	H5N1	現在
新型 2009年 ソ連かぜ 1977年 ↑ ↑ スペインかぜ 1918年	↑ アジアかぜ 1957年	↑ 香港かぜ 1968年	鳥インフルエンザ 1997年．2003年〜	1900年

が、ヒトからヒトへうつって維持されているものだと思っていた。しかし、実は、インフルエンザウイルスは、そもそも渡り鳥が持っているウイルスであるということがわかってきた。しかし、渡り鳥はこのウイルスでは病気にならず渡りを続けることができる。冬の間シベリアやアラスカの氷の中でウイルスは冷凍保存されており、春に氷が解けて水の中へ溶けて出てきたウイルスを鴨や雁などの渡り鳥が飲み込む。鳥の体の中ではインフルエンザウイルスは、腸管で増える。従って、糞の中に出てくる。南に飛んだ渡り鳥が、東南アジアやメキシコなどで飼われている鶏などにこの運んできたウイルスを感染させる。その鶏の飼い方・売り方は日本の実態からすると想像を絶するような形で行われている（図8.8）。

　鶏の中で、感染が繰り返されている内に変異が起きて病原性が高くなることがある。この鶏で増えたインフルエンザウイルスがブタに感染し、そのブタの体内にヒト型のインフルエンザウイルスがたまたま2重感染していると、2つのウイルスの間で再集合が起きて、新たなインフルエンザウイルスが生まれる。面白いことに、ブタは鳥インフルエンザにもヒトインフルエンザにも感染する。そしてヒト型のウイルスはブタからヒトへ感染する（図8.9）。インフルエンザウイルスの鳥からヒトへの感染は、鳥から直接ヒトに感染する場合と、鳥からブタを経由してヒトへ感染する場合とがある。このように、新型のウイルスは渡り鳥、ニワトリ、ブタなどとヒトとの密な接触環境から生み出されると考えられている。

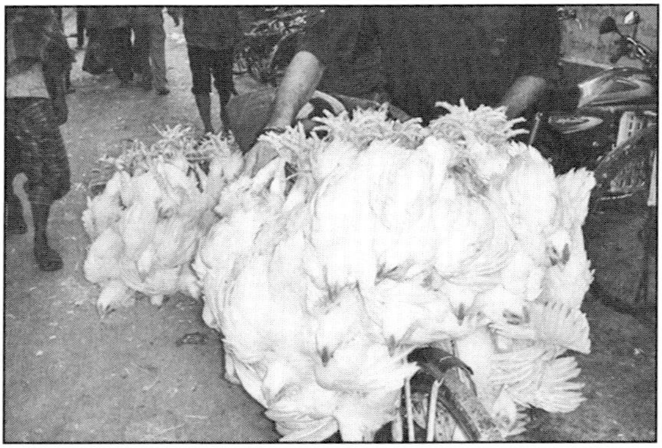

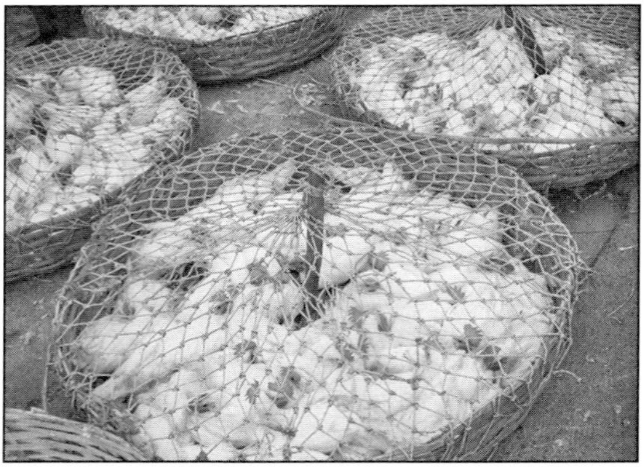

図8.8
（上）生きたニワトリを自転車で運搬（インド）。
（下）市場（インド）。
（加藤茂孝）

4．鳥インフルエンザは鳥からヒトへ直接感染した

　高病原性鳥インフルエンザウイルス A 型 H5N1ウイルスは、1997年に香港で鶏の間で流行して18人の患者と6人の死亡例を出した。この時

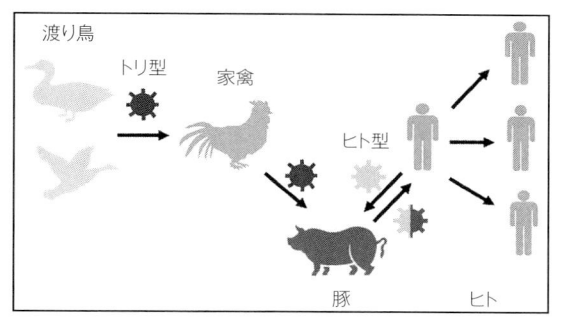

図8.9
感染ルート

図8.10
スペインインフルエンザ
1918年のインフルエンザ大流行の極期の間、アイオワ州立大学の体育館は一時的に病棟に様変わりしていた。

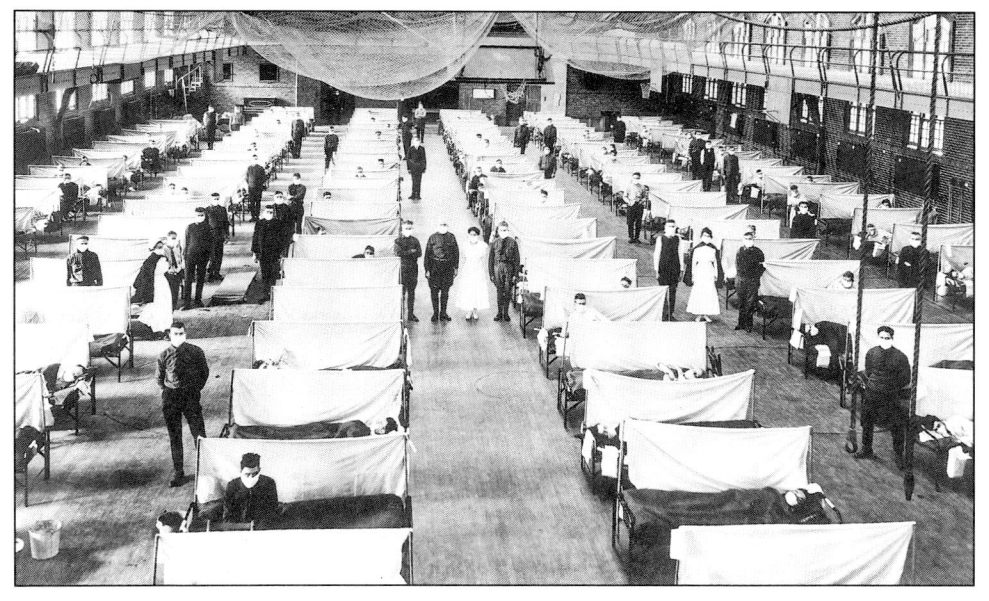

は、香港中の鶏100万羽以上を殺して、鶏での流行は終息した。現在（2013年）WHOの事務総長であるMargaret Chanは当時、香港の衛生責任者としてこの対策を成功させた。しかし、2003年から東南アジアの鶏の間に流行が再発して、世界に拡散して2012年7月現在、未だに続いている。ヒトでも2013年2月1日で、世界で累計615人の患者と364人の死亡例がある（WHO）。しかし、これは、その多くの患者にいつも鳥に接しているなどの特殊な背景があり、鳥のウイルスがたまたま感染したまれな例と考えられる。したがって世界中で10年間で615人という少数の患者しか出なかった。

今回の「新型」ウイルスが出るまでは、皆この高病原性鳥インフルエンザH5N1ウイルスが、人に簡単に感染するウイルスに変異する可能性を恐れていた。もし、これが鳥型からヒト型のウイルスに変わってヒトの社会に入って流行すれば間違いなく「新型」になる。H5N1の出現時から現在まで、インフルエンザウイルスの研究者は鳥型ウイルスからヒト型ウイルスへの変化の有無を中心に監視を続けているが、未だにヒト

型への変異は見られない。2009年前後の世界の「新型」インフルエンザ対策は、すべてこの高病原性鳥インフルエンザH5N1ウイルスがヒト型になり、ヒトに簡単に感染するように変異した場合を頭の隅に置いて立てられていた。もちろん日本も例外ではない。対策の行動計画では、中程度と重度の２つが記載されていた。

　2009年の「新型」の流行の際に、日本で残念だったのは、重度に対する厳格な対策以外に行政側に種々の異なる病原性・感染性のウイルスに対する柔軟な思考がなく、緊急事態でやむを得なかった面もあるが、発生当初の対応がいささか硬直化していたことである。

　高病原性という言葉は、鳥インフルエンザについて定義されている性質であり、それはHAのアミノ酸の配列で決まっている性状である。具体的には、H5とH7において特別なアミノ酸配列を持ったウイルスであり、かつ鳥に病原性が高いというごく１部のウイルスを言う。

５．H5N1は、なぜ鳥からいきなりヒトに？

　鳥型のウイルスとヒト型のウイルスは、ウイルス表面の突起HAの構造、化学名で言えばアミノ酸の配列が異なるに過ぎない。主にこの違いによってヒト細胞に感染できるか、鳥細胞に感染できるかが決まる。細胞の方も細胞膜の表面の構造がわずかに異なるに過ぎない。化学的に言えば糖鎖の結合の仕方のわずかな違いである。ウイルスが結合できる部分の細胞膜構造をレセプター（受容体）というが、ウイルス表面のHAと細胞のレセプターの組み合わせが決まっている。すなわち、鳥のウイルスは鳥型のレセプターに、ヒトウイルスはヒト型レセプターに結合する。ブタに鳥型とヒト型の両方のウイルスが感染できるのは、ブタは面白いことに鳥とヒトの両方のレセプターを持っているからである。

　鳥インフルエンザウイルスが極めてまれであるとはいえ、なぜヒトに感染したのであろうか？　初めて鳥インフルエンザウイルスが直接ヒトに感染したことが報告された時には、多くのインフルエンザ研究者は驚き「レセプターがないのに、そんなことはありえない！」と思った。H5N1患者の死亡者やインフルエンザ以外の原因で亡くなった人の呼吸器標本を調べて初めてその謎がとけた。その答は、ヒトの肺の奥の一部に鳥型のレセプターを持った細胞が見つかった事である（新矢恭子）。鼻腔や咽頭、気管支などにはヒト型のみであり、鳥型のレセプターがない。これで、肺の奥まで鳥インフルエンザウイルス、実際には鳥の糞の粉末を吸い込んで感染するような環境にある人に患者が多いことが説明できた。調べられた例数は少ないがおそらくすべての人の肺の奥にはこ

の鳥型のレセプターがあると思われる。

　鳥型、ヒト型ウイルスとそれらのレセプターとの関係は、絶対的なものではない。ウイルスとレセプターとの間の結合の親和性（強弱）に差があるに過ぎないと思われる。

　2003年からのH5N1の流行がなぜ10年も続いているのかが不思議に思われていた。現在、このH5N1ヒト患者の特に多い国が４カ国ある。ヴェトナム・インドネシア・エジプト・中国である。この４カ国のみには共通項があることが分かった。Ｈ５型に対する鳥インフルエンザ・ワクチンを予防用に鳥へ接種していたのである。感染鶏やそれが属する鶏集団内の全数を屠殺してウイルスを鶏から完全排除するというのが、高病原性鳥インフルエンザ排除の基本方針であったが、感染の拡大を防ぐ補助手段として４か国では鳥用のワクチンを接種していた。それが鶏集団でウイルスを長期に保有する原因となったと思われた。つまり「ワクチン接種がかえって流行を維持しているのではないか？」という可能性が考えられるようになった。現在この予防のためのワクチン接種の停止が国際獣疫事務局 International Epizootic Office（OIE）に提案されている（喜田宏）。

Ⅵ．最大のパンデミック
１．スペインインフルエンザ（スペインかぜ）

　インフルエンザのパンデミックの話題になると、必ず取り上げられるスペインインフルエンザについて触れておきたい。話題になる最大の理由は推定死亡者数の多さであり、最大の推計では世界で5,000万人と言われている。第一次世界大戦（1914～1918年）の死亡者が推計で大目に見ても900万人とされているので、その６倍近い被害の大きさである。すなわち、世界大戦よりも恐ろしいウイルスということである。当時の世界人口16億人の内、少なくとも５億人が感染したと考えられている。

　(1) スペインからではない？　「スペインインフルエンザ」と呼ばれているが、1918年３月に米国で流行が始まった。それ以前に別の地域で初期の小さな流行があったのかどうかは不明である。当時は、ヨーロッパでは第１次世界大戦中であり、米国軍のヨーロッパへの移動に伴い1918年５月頃からヨーロッパ中、そして世界へと広がった。それなのになぜ「スペインインフルエンザ」と呼ばれたのか？　交戦中の各国は、当然ながら自国のインフルエンザ流行を隠した。参戦しなかったスペインは、流行の情報を隠さなかったので、世間はスペインにおける流行が最初であると誤解した。これは震源地の地名をとって「アメリカインフ

ルエンザ（アメリカかぜ）」と呼ばれてもおかしくない。スペインは芳しくない名前を余儀なくされた被害者といえる。2009年の「新型」も、流行の震源地から言えば、「メキシコインフルエンザ」か「北米インフルエンザ」と言うべきものである。しかし、関係国がその命名を嫌いパンデミック（H1N1）2009という特徴のない名前になった。

（2）スペインインフルエンザウイルスの発掘。1997年アラスカにおいて、スペインインフルエンザで亡くなり地中（といっても凍土である）に埋葬された遺体の検体からウイルスのRNAが採取され、インフルエンザウイルス遺伝子の配列を解読することが出来た。この遺伝子情報を基に、不足部分の情報を既存ウイルスから補い感染性のある完全なウイルスを復元することが出来た。この復元ウイルスは動物実験で、病原性の強いことが確認された。過去のウイルスがこのような形で復元できたのはこの例が初めてのことである。

（3）当時なかったもの─現在との比較。スペインインフルエンザは4,000万人（最大の推計で世界で合計5,000万人）が死亡したとされており、本当にこのような事態が今後の「新型」インフルエンザでも再現すれば人類史的にも大問題である。しかし、冷静に振り返ってみれば、取り巻く科学的・医学的環境が当時と現代とでは決定的に異なっている（表8.3）。

（ⅰ）インフルエンザウイルスの発見（1933年）。「彼を知り己を知れば百戦殆（あや）うからず」（孫子）。しかし、当時は敵が何であるかも分からずに戦っていたことになる。これでは、戦いになりえない。

（ⅱ）抗生物質の発見（1929年ペニシリン）。当時のスペインインフルエンザの死亡例についてのカルテの再検査で死亡者の8〜9割に細菌性肺炎があったことが分かった。そうだとすれば、もしその時に、抗生物質が使えていれば、多くの死者は助かっていたことになる。

（ⅲ）抗ウイルス剤の開発（1960年アマンタジン、1996年タミフル）。当時、抗ウイルス剤はなかった。アマンタジンはA型にのみ有効で、B型には効かないし、また、比較的耐性ウイルスができやすい（2009年の新型ウイルスは耐性であった）。今回の新型インフルエンザで効力を発揮したタミフルは当時はまだなかった！

（ⅳ）戦争による人の大量移動が流行を拡大させた。インフルエンザの流行を加速する条件は、人の密集状態や大量迅速な移動であるが、そ

表8.3
スペインかぜの時代（1918〜1920年）はどんな時代？

1．インフルエンザウイルスの発見（1933年）以前
2．抗生物質の発見（1929年）以前：当時のカルテの再検査で細菌性肺炎死が多い
3．抗ウイルス剤の発見（1996年タミフル）以前
4．戦争による人の大量移動（1914〜1918年）が流行を拡大した
5．公衆衛生的な対策がほとんど無かった（劇場の閉鎖など）。時に意図せず増強への逆対策さえ（新兵の補強）

の条件を抑えるのではなく、全く逆の方向に進み、加速増強してしまっていた。どの国でも、兵士がインフルエンザで倒れると、不足した員数を新兵で補った。免疫の無い新兵は倒れ、それをまた、新兵で補っていた。まるで人の集団感染実験を行っていたとさえ言えるような悲惨な実態があった（図8.10）。

（ⅴ）公衆衛生的な対策がほとんど無かった。それでも、米国ミズーリ州セントルイス市では、教会や劇場を閉鎖して人の接触を極力減らした。一方ペンシルバニア州フィラデルフィア市では、教会や劇場は閉鎖したけれども、第１次世界大戦の戦勝パレードを行って、接触の機会を高めてしまった。その結果は歴然としていて、セントルイス市の死亡率は、フィラデルフィアの半分以下であった。これは、パンデミックが終わってから判明したデータであるが、公衆衛生的な対策の重要性を示唆するデータである。

現在のわれわれは、スペインインフルエンザ以後の80年の間に医学、科学、そして公衆衛生的な知識を進歩させて来た。パンデミック・インフルエンザに対抗するために当時は無かった多くの武器・技術を持っている。だから、たとえスペインインフルエンザが今襲ってきたとしても、当時の千分の一位の死亡者で抑えられるはずである。「スペインかぜのような怖い新型インフルエンザが来るぞ！　来るぞ！」と騒ぎたてる狼少年や狼少女に踊らされる愚は避けなくてはならない。

現に2012年のWHOの推計によれば、今回の「新型インフルエンザ」の推計死者は全世界で28万人であった。また、死亡ではないが、妊婦感染で早産が増えたという。即ち2008年の全国平均5.8％の約2.5倍だった（2011年５月、中井章人）。市中における感染のリスクは大幅に少なくできるようになったが、逆に、当時よりも注意を要することは、院内感染のリスクが高まっていることである。免疫力の低下している基礎疾患を有する患者、それも高齢患者が密集しているからである（高山義浩）。

２．スペインインフルエンザ（スペインかぜ）の死亡者

最大の推計で5,000万人もの大量の死亡者が出たので、その中には当然多くの著名人も含まれている。社会学者マックス・ヴェーバー（ドイツ）、詩人ギヨーム・アポリネール（イタリア出身のポーランド人）、画家エゴン・シーレ（オーストリア）、画家グスタフ・クリムト（オーストリア）。日本では、皇族の竹田宮恒久王、元内務大臣の末松謙澄、東京駅を設計した辰野金吾、劇作家の島村抱月、大山巌の夫人で女子教育者の大山捨松、西郷隆盛の息子で軍人の西郷寅太郎、元第三高等学校校

長の折田彦市などが挙げられる。中でも、1番人々の印象に残ったのは、島村抱月の死である。抱月自身は、現代ではそれほど著名ではないが、愛人であった女優の松井須磨子が後追い自殺をしたことから、スペインインフルエンザの話の度に引用される名前になった（図8.11）。

Ⅶ．対　策
1．有効な公衆衛生的対策は何か？

インフルエンザ・パンデミックの発生そのものは避けられないので、発生したパンデミックに対する有効な対策が必要である。その求められる対策の原理は、流行のピークを下げてなだらかにすることである。即ち、患者総数は変えられないが、患者の短期間集中の大量発生を避けて、少数例発生に抑えて、その状態を長期間化させる発想である。そうすれば医療機関がパンクすることも、社会的機能が低下することも無くなる。

これには3つの対策の柱が考えられる。
（1）抗ウイルス剤で症状を軽くする。すなわち、早期発見・早期投与である。
（2）ワクチンの短期間での製造と投与。
（3）社会的対策—接触の機会を下げる。学校閉鎖など。個人的なものとしては、咳患者がマスクを積極的にする（咳エチケット）。

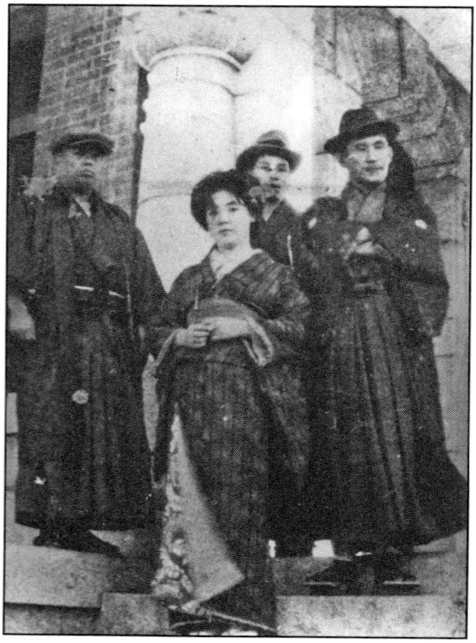

図8.11
島村抱月（右）松井須磨子（中央）。1915年秋満州巡業中撫順炭鉱倶楽部玄関石段にて（早稲田大学演劇博物館）

2．なぜ、2009年の新型で日本の感染死亡者は少なかったのか？

これはWHOをはじめとして、世界各国が知りたかったことである。しかし、果して本当に少なかったかについては、厳密な比較がされていない。単にインフルエンザ様疾患で死んだのか、患者から分離されたウイルスが実験室で新型H1N1と確定診断された症例で亡くなったのかなど、感染死亡者の症例報告の基準が国によってばらばらであったからである。厳密な分析比較は今後の研究に待つとして、日本の感染死亡者が少なかったのには、以下の理由が考えられる。

（1）医療インフラの整備、すなわち、病院・クリニックが整備されていること、そして保険

制度が完備されていること。発生震源地のメキシコでは、病院までの地理的・経済的アクセスが遠かった。アメリカでは保険制度が不完全で、オバマ大統領が必死で国民皆保険を実現しようとしている（医療保険改革法2010年3月成立、2012年6月最高裁合憲判決）。保険のない人は、医療費が高いので重症化するまでなかなか病院へ行かない。従って、メキシコにしても、米国にしても病院へ行ったときには、もはや手遅れという事態が起き得る。両国で死亡者が多くなった原因の1つである。ただし、感染者・死亡者の確定診断など、数値が日本ほど正確ではない。

　（2）早期発見。熱が出たら病院へ行く習慣のある日本では、早期発見ができる。

　（3）早期治療、すなわち抗ウイルス剤の投与。早期発見だから早期治療も可能になる。タミフルは万能ではないが、早期投与、特に発症後48時間以内の投与で大きな効果があると言われている。

　（4）感染すれば重篤になり、死亡しやすいと言われた基礎疾患を持つ人への治療レベルがそもそも高い。これも医療インフラが整備されているからである。以上の4つは、今回の新型インフルエンザに対する政府の対策による成果ではなく、衛生行政、医療関係者と国民の日頃の努力の結果であった。世界に誇ってよい医療インフラである。

　（5）流行初期の学校閉鎖、学級閉鎖。当初これはやりすぎではないかという批判も一部に出たが、感染早期には極めて有効であったと考えられている。この最後の1つだけが政府の2009年パンデミックの対策の成果である。実際に椎野禎一郎らの研究によれば、日本で分離されたウイルスをわずかの遺伝子の違いで分類したところ、28グループに分かれるが、大阪・神戸のウイルス群は他地域へは拡散しなかった。これは、大阪・神戸地域において流行初期に徹底された学校閉鎖の効果と考えられている。

　（6）サーベイランスと遺伝子検査。表には現われにくいが、日本の疫学データはおそらく、世界で1番正確である。これらは全て疫学調査を行った保健所、確定検査のための遺伝子検査（PCR）を行った地方衛生研究所などの自治体関係者の尽力の賜物である。中央官庁からの自治体への指示が錯綜・頻発して、多重の労力をそれへの対応へ費やされた事に関しては、中央官庁側の大きな反省材料であろう。現場を支えたのは医療関係者やこれらの自治体関係者であることを忘れてはならない。

3．ワクチン

　一般にワクチンと言っても多様であり、種痘（天然痘予防用のワクチ

ン）、麻疹、ポリオなどのワクチンのように、接種によって作られた免疫によって、予防がほとんど完全に達成される優等生のワクチンから、接種によって作られた免疫によっては感染予防が完全ではないという、いわば「劣等生」のワクチンまである。インフルエンザ・ワクチンは残念ながら後者である。優等生のウイルスワクチンは弱毒生ワクチン（病原性を弱くした生きたウイルスを用いる）が多い。種痘、麻疹、ポリオなどはこれである。次に良好なのが、ウイルスを殺して（不活化という）そのウイルス粒子の粒子を丸ごとワクチンにしたものである（全粒子ワクチンという）。インフルエンザのワクチンは、この不活化ワクチンである。しかし、その全ウイルス粒子を壊して脂質成分を取り除いたスプリットワクチンが主であり、これは一般的には全粒子ワクチンよりも効果が低いと考えられている。

　特に、インフルエンザウイルスの場合、ウイルス自身が抗原の小変異を起こすため、流行ウイルスの型と接種したワクチンの中のウイルスと型が合わなければ効果は低くなる。仮に免疫ができたとしても、感染を完全には防げないことが多く、ワクチンは「効果がなかった」という印象をもたれることが多い。しかし、自分自身の免疫能力が落ちてきている高齢者が接種しなければ亡くなっていたのが、接種によって症状が出るのを防げなくとも生き延びることができる。つまり、重症化を防ぐことができると理解されている。インフルエンザワクチンは万能ではない。

　インフルエンザワクチン製造に当たっては、歴史的にワクチンに使うウイルスをニワトリの卵（有精卵）で増やしてきた。ワクチン開発の初期の時代は、ウイルスの精製が不十分で、わずかにタマゴ成分が残ることがあった。そこで、タマゴアレルギーがある人への接種が避けられてきた。現在ではこの精製度は十分高くなっている。

　タマゴでのワクチン製造の他の短所としてはウイルス増殖の効率が悪いこと、そしてタマゴの大量供給が難しいことである。そこで簡便かつ大量にウイルス増殖ができる培養細胞を用いた方式も開発されている。培養細胞は、タマゴ成分を含まないので、タマゴアレルギーの問題も起きない。

　現行のインフルエンザワクチンは3種類のウイルスが含まれる3株ワクチンである。2009年冬用までは、Aソ連型 H1N1、A 香港型 H3N2とBの3つを含んでいた。2009年の「新型」の流行後、その「新型」が季節性に変わるものと判断されて、2010年冬用以降のワクチンは、Aソ連型 H1N1の代わり「新型」H1N1を使った3株ワクチンである。Bに

ついて山形とVictoriaの両方を含む4株ワクチンが検討されている。

　ワクチンにどのウイルス株を使うかは、現在ではすべてWHOの世界の専門家を集めた会議において流行予測を基にして決められている。

4．抗ウイルス剤

　インフルエンザの抗ウイルス剤として、2009年に使われたのはタミフル（経口）とリレンザ（吸入）の2種類である（いずれも商品名）。タミフルは頻度は低いけれども耐性ウイルスが出現することは知られていた。しかし、耐性の出現機構は細菌に対して使用される抗生物質の場合とは異なっている。抗生物質の場合には、使用することにより細菌側に変異が導入されて耐性になる。タミフルの場合には、ウイルス遺伝子に生じたいろいろな突然変異の1つがたまたまタミフル耐性であったことによる。抗ウイルス剤の種類は多いほど患者への治療の幅は広がるので、製薬会社は抗ウイルス剤を精力的に開発してきた。2012年7月17日現在、日本において使用承認2製品（ラピアクタ、イナビル。いずれも商品名）、臨床試験中が1製品あり、インフルエンザの抗ウイルス剤については明るい展望が持たれている。

　ワクチンは、特にパンデミックワクチンについては、製造の元になるワクチンウイルスが手に入らないと製造できないので流行が始まってからの製造になり、遅れが出ることをどうしても避けられない。これは2009年新型インフルエンザ出現時の混乱を振り返って見るまでも無い。抗ウイルス剤は直ちに使用できるので、現状ではインフルエンザの初期治療やパンデミック対策の切り札と言えるのではないか。

Ⅷ．インフルエンザウイルスの研究
1．遺伝子からウイルスを作る

　ウイルスの感染性や病原性を見るためには、当然ながら生きたウイルスが必要である。流行しているウイルス同士の比較はできるが、遺伝子の性状が明らかになるにつれて、どの遺伝子変異が感染性や病原性に影響を与えているのかを知るには、その目標の遺伝子変異のみが入ったウイルスが必要になってくる。遺伝子から生の（つまり生きた）ウイルスを作り出す方法は、RNAウイルスではプラス鎖のポリオウイルスで最初に成功したが、マイナス鎖のウイルスでは一度プラスにする過程が入り、より複雑になるので、遅れたのはやむをえないことであった。

　インフルエンザにおいてこの遺伝子から生ウイルスを作り出す研究には、日本の研究者が大変活躍した。ウイルスが製造するRNA複製酵素

の精製を石浜明、そしてその酵素を使ってニューヨークのP. Paleseの研究室に行っていた榎並正芳が遺伝子からウイルスを作り出すことに初めて成功した。酵素の精製は大変な作業であったが、その作業を省略して酵素の発現系を用いて成功したのが河岡義裕らである。現在では、簡便な河岡法が広く普及して、世界のインフルエンザ研究に貢献している。

　病原性については、関与するアミノ酸の組み合わせによって決まると考えられるようになってきているが、アミノ酸１個の変異で決まるという単純なものではないことが分かってきた。

　インフルエンザ研究において日本人研究者の果たしてきた役割は大変大きい。日本や世界のインフルエンザ対策についても、これら優れた研究者の研究結果が上手く活かされることを期待したい。

２．インフルエンザの死亡者数──超過死亡からの推計

　2009年の新型インフルエンザは、受診者の数（患者数として一般には報道される）（推計2,063万人。厚生労働省、2010年３月12日）からいうと季節性インフルエンザの大きい流行と同じ程度であり、季節性インフルエンザの小さい流行時の数倍程度であった。マスメディアで大騒ぎになり、日々報道されるので受診者数が異常に多かったような印象を受けたが、特別に多かった訳では無かった。受診者数のピークが秋にあったのが（図8.1）、季節性インフルエンザとの大きな違いであった。季節性インフルエンザでは、冬、特に１～２月にピークが来る。冬にピークが来ないのは、おそらく新型インフルエンザの特徴で、スペインインフルエンザやアジアインフルエンザの発生の時にも同じ現象が起きた。これは、新型の場合、そのウイルス株に対する免疫を持つ人がいないので、ウイルスが入った時点から季節にかかわらず、流行が始まるからであるからと考えられる。

　季節性インフルエンザの死亡者数は、超過死亡という概念を用いて推計する。超過死亡は、予測死亡数の閾値（95％信頼区間の上限値）と、実際報告された死亡数の差として求められる。これはおおよその推計ができるに過ぎないが、傾向が把握できる。日本では、季節性インフルエンザでは大流行で１～２万人、小流行で数千人の超過死亡が出ると推計されている。それから考えても、2009年の新型の死亡報告数200人は、際立って少ない。流行時であった2009年、2010年の超過死亡数は今後の推計値を待たねばならないが、この少ない死亡報告数から考えると、人々が感染しないように、重症化しないように毎日注意をして早期発

見・早期治療などを心がければ、インフルエンザの被害は、思っている以上に小さくできる可能性がある。有効な対策によって、感染死亡者数は減らせる！

IX. 不安の克服
1. 狼少年、狼少女たち
　2009年の新型インフルエンザの流行では、マスメディアで連日、この話題が取り上げられたが、研究者の中にも、必要以上に不安を煽ったのではないかと思われる人々がいた。「家から出るな、インスタントラーメンを備蓄しろ」などと言っていた人たちである。その姿は「狼が来るぞ！　狼が来るぞ！」と騒いで人々を驚かせて愉快がったというイソップ物語の狼少年のように見えた。これらの人々は、確信犯であったり、人を躍らせる快感に酔っていたり、利益・権勢を求めてであったり、有名であることの虚栄心などがその背景にあったのではないかと思われる。

　自ら埋めた石を自ら発見していた旧石器事件、偽書を作成して歴史界を躍らせた「東日流外三郡誌」事件などが耳新しいが、これらは明らかに偽造である。罪は重いが、中身は単純である。

　「狼が来るぞ！」は、言っていることの基礎にあるものは偽造ではなく事実であるので、余計に信じられやすい。誰にとっても事実とその事実を誇大に宣伝する事との区別は極めて難しい。しかも、人間の心は常に不安に弱い。不安への揺さぶりへの人間の弱さは、自分は絶対ひっかからないと思っている人が「振り込め詐欺」にほとんど例外なく簡単にひっかかってしまうことに現れている。

　狼少年、狼少女の出現を防ぐことはできない。しかし、その効果を最小限にすることはできる。その方法とは、信頼できるところから、信頼できる報道を行うことしかない。

2. 官僚組織は素人集団？
　一国の感染症対策は、国の責任、つまり、行政府の仕事である。インフルエンザ対策は、日本でいえばその中心に位置したのは厚生労働省である。厚生労働省には、専門的知識を有する多くの技官が所属し、卒業した学部・学科でいえば医学部、獣医学部、薬学部などの出身者である。

　では、彼らはインフルエンザ対策の専門家であるのか？　インフルエンザに対して平均以上の知識を有しているのは間違いないが専門家とは

いえない。彼らの専門性というのは、法律、予算、官僚組織のプロというう所にあるように見える。人の行動は法律でルールを決めることができるが、ウイルスや細菌は法律と全く無関係に、自らの原理で勝手に行動する。感染症対策の難しさはそこにある。感染症対策は、これらウイルスや細菌の勝手きままさを良く知って、それに振り回される率を極力小さくするしかない。

　日本の官僚組織は何時からそうなったのかわからないが、全体を眺められる人材（ジェネラリスト）を養成するという目的のために、組織内外を頻繁に人事異動する。今ではそれが頻繁すぎて、自分が赴任した先の所管事業の専門家になっている時間的余裕がなくなっている。これでは、自信を持って政策や対策を実施することができない。日本の官僚は、一人一人の質においてはきわめて優秀で、勤勉で責任感も強い。しかし、このあまりに頻繁な人事異動は、かれらの能力を十分に発揮する時間を与えない。新しい赴任先でそこの仕事を理解し、日々の業務をこなすのが精一杯になってくる。やっと実情を自らの眼で把握し、問題のありかに気が付き、自分なりの意見を形成できる頃になると、次の異動がやってくる。この繰り返しをやっていては専門家になることができない。

　全員が専門家になる必要は無いが、部局内の最低一人は専門家であって、その分野では行政府内では日本一といえるような人材が必要である。例えば5％位かそれ以下の人数で十分であろう。そして、その専門家が、給与や昇進でジェネラリストコースの人と同等の待遇を受けなくてはならない。現状では、日本の官僚機構は、つまり、日本は壮大な人的エネルギーの無駄をしているのではないか。専門性の中でこそ持てるはずの目的意識がなくなるとすると、残るものとしては、昇進と収入のみの関心にならざるを得なくなる。

　現在の頻繁な人事異動を変えないというのであれば、それに代わって長期的に広い視野で責任を持って議論する専門家組織を作る必要がある。例えばワクチン行政で言えばACIPがこれに当る。これは米国のAdvisory Committee for Immunization Practices（予防接種諮問委員会）のことであるが、保健省の長官の諮問機関で、幅広く人材を集めてワクチンのすべてを議論している。米国はワクチンの積極的推進国であり、予防できるものはすべて予防しようという意識が強い。同じメンバーで長期に密度濃く話し合っているので、長期的戦略が立ちやすく、方針のブレが少ない。

　一般には、知られることは少ないが、厚生労働省のみが、今回の対策

に当ったわけではない。内閣府の危機管理監が、検疫体制に大きな発言力を有し、また、学校閉鎖・学級閉鎖は文部科学省の決定による。所帯が大きくなればなるなるほど迅速な動きが取りにくいが、all Japanの対策には、省庁間の壁をいかに低くするかが、実はきわめて重要な因子である。

3．対策の根本は社会心理学的な問題の解決

　感染症対策というのは、感染症そのものの被害をいかに小さくするのかが最大の目的である。これは当然として、社会的には、それに劣らないくらい重要であるのは、人々の不安を最小にすることである。確かなアナウンスの安心感、報道の信頼性があって、初めて風評被害、不安を減らすことができる。

　アナウンスは1カ所から、しかも信頼性が高くなくてはならない。2009年の新型インフルエンザの場合、厚生労働大臣自らがアナウンスしたという点は最高責任者が表に出たという事で、その意味では評価できるが、大臣は専門家ではなく信頼性が低い。しかも深夜にアナウンスしたことは、国民にかえって不安を拡大させたという、マイナスの影響があった。

　1カ所から信頼性が高いアナウンスという点については、私は米国で極めて印象深い経験をした。私は、2002年から2005年までの3年間、米国の疾病対策センター（英語の略称ではCDC）に居たが、その間に、炭疽菌テロ、SARSの発生、鳥インフルエンザの発生、米軍のイラク侵攻に伴う天然痘バイオテロに備えての軍人すべてへの種痘接種などの多くの感染症関係の社会的問題が起きた。それらの折には、すべて当時のCDCの長官であるJ. L. Gerberdingがテレビに出て、解説し、政府の方針を伝えていた。不安感を完全にゼロにするのは難しいが、彼女のアナウンスによって国民に安心感、信頼感をもたらしていた。長官は女性医師で、医師時代に針刺し事故でB型肝炎に感染したことから院内感染の専門家になった。アナウンスでは、CDCの持つデータをもとに保健省の方針を正確に伝える役割を果たした。その結果、彼女はタイム紙の選ぶ世界をリードする100人の1人に2003年に選ばれたくらいである。

　2009年5月成田から帰国して新型インフルエンザ患者が出たことが判明した阪神地方・京浜地方の学校や、渡航歴はないが関西地方の学校での患者発生の当初には、患者の周辺にいわれない攻撃が起きた。「地域から出て行け」、「責任を取れ」などと患者の出た学校に対して誹謗中傷が殺到し、生徒に対するタクシーの乗車拒否、制服のクリーニング拒否

などが起きた。これらの不安感情の爆発は感染症のアウトブレイクの際には、避けられないものである。

　それは、人間は、見えないもの、聞こえないもの、予測しがたいもの等、すなわち「得体の知れないもの」に対する根源的な恐れがあるからである。インフルエンザウイルスは見えないものなので恐ろしいし不安を持たせた。まして「新型」ということで、従来の季節性インフルエンザとは異なる未知の怖い病原体というイメージを持たせた。「新型」という表現は、インフルエンザ研究者にとっては、当然のことであり、驚くことではなかったが、一般には、今までに存在しなかった全く新しいものというイメージで受け取られた。このネーミングも不安を高めた可能性がある。人間の持つ不安を完全にゼロにすることはできないけれど、正確な情報を流すことによって、極力不安を小さくすることはできる。1カ所から出る信頼性の高いアナウンスの重要性がここにある。それに加えて、マスコミも過剰な反応を抑制し、理性的な報道をすることが求められる。患者は被害者ではあっても、加害者ではない。

　ACIPといい、信頼性の高い公的なアナウンスといい、米国は優れた公衆衛生の行政制度を確立してきたが、万全だったわけではない。勇み足の愚も犯している。ポリオの章で述べたように、不活化が不十分なポリオワクチンを出荷して多くのポリオ麻痺患者を出したカッター社事件、ブタインフルエンザワクチンの接種を急いで死者を出した事件などがある。また、医療費がGDPの18％と日本の2倍も高いことも1つの問題点として挙げられる。つまり、それほど感染症対策は完璧な対策ということはありえない難しい分野であるということである。絶えざる努力が必要とされている。

X．最近の出来事
1．新型ウイルス分離株の提供
　インフルエンザ研究において2007年から悩みの種であった途上国で分離されたウイルス株が使用できなかった問題に関して、2011年4月17日WHOと途上国が使用に関して合意をしたという歓迎すべきニュースが流れた。これで、研究やワクチンの開発に関して協力体制が1歩前進した。途上国も先進国も「新型」になり得るウイルス検体をWHOに提供し、協力してワクチンを製造する。また、ワクチンが必要な途上国は優先的に生産量の一定部分の提供を受けられる、枠組みができた。

２．高病原性鳥インフルエンザウイルス H5N1は、シベリアに定着した？

　2010年10月〜2011年４月の間に、日本各地の野鳥から H5N1ウイルスが分離されたのは35件で50羽に達して、過去の少数散発報告とは異なっていた。研究の中心を担った北海道大学の喜田宏は、感染ニワトリがいる南方の流行地における渡り鳥へのまれな感染少数例ではなく、渡り鳥の営巣地であるシベリアの湖沼に H5N1ウイルスが定着した可能性があると思われるので、サーベイランスの強化などに取り組むべきであると指摘している。

３．デュアルユース dual use について

　H5N1ウイルスが人に容易に感染できるウイルスに変わる際の変異に関する２つの研究論文が、テロリストに利用されるかもしれないと危惧されて、発表保留になった事件があった（2011年11月21日）。その後、2012年５月２日と６月22日に公表された。この問題に対する万人の合意を得られるような正解は出ていない。

４．法の制定

　新型インフルエンザ等対策特別措置法が公布された（2012年５月11日）。学級閉鎖や登校停止などがきびしくなっているが、杓子定規でない柔軟な対応が求められる。

５．タミフルの廃棄

　都道府県が備蓄しているタミフルの有効期限が2013年度から順次切れ、中国地方５県だけでも2013年度、計31万８千人分（約７億２千万円相当）が捨てられる。国と都道府県は2011年度までに、国民の45％分を備蓄した。大流行時だけに使う約束で、一般の７割程度の価格で購入したので、病院に回すことはできないという。

　2009年の「新型インフルエンザ」の流行時には薬の不足はほとんどなかった。「あつものに懲りてなますを吹く」の例えのような反応である。対策への機能的で柔軟な思考が求められている。

第9章 「ウエストナイルウイルス」
アレクサンダー大王の死因？

Ⅰ．バビロンとニューヨーク
１．アレクサンダー大王の死

　米軍を中心としたアフガニスタン攻撃（2001年10月〜）で、タリバンの拠点として知られるようになった都市がある。カンダハール Kandahar である。実は、この都市は BC330年頃の古代から広く知られた街であった。

　この都市名はアフガニスタン攻撃以前から知ってはいたが、繰り返し報道されているのを聞いている間にこの名前の語源に気が付いた。「そうだ！　きっとこれはアレキサンドリアに違いない」。

　アレクサンダー Alexander（大王）（図9.1）はペルシャ語・アラビア語圏ではアリスカンダール al-Iskandar、またはイスカンダール Iskandar と呼ばれている。その名前の前半の「イス」が略されてカンダール、すなわちカンダハールになったのに相違ない。

　アレクサンダーは自分が征服した土地に次々と自分の名前を冠した都市を建設して行った。すなわちアレキサンドリアである。一説には74都市も造ったというが、エジプトのアレキサンドリアはその中で唯一現在まで残っている都市名である。同名の多数の都市アレキサンドリアを区別するためにアレキサンドリアの後ろに地名が付けられた。例えばアレキサンドリア・アラコシア Alexandria Arachosiorum、この都市こそが今に残るカンダハールの始まりである。

図9.1
アレクサンダー大王
（国立ナポリ考古学博物館）

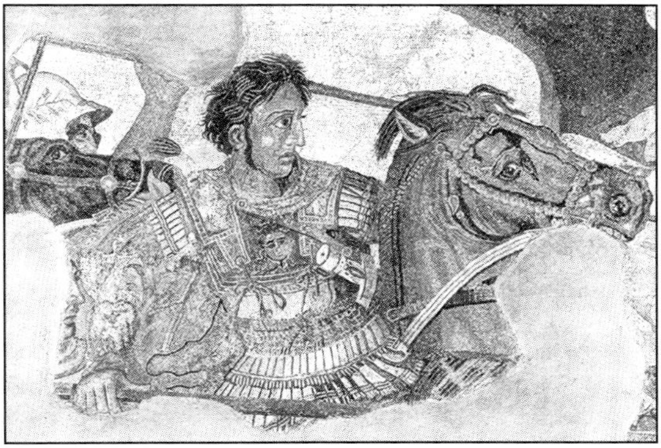

　さて、そのアレクサンダーは現在のアフガニスタンとパキスタンの国境のカイバー峠を越えてインドに至るが、配下の武将らの反対でインド征服を諦めて帰途につく。そしてバビロン（現在のイラクの首都バグダッドの南100km）で熱病のために２週間患った後に死亡する。BC323年、６月10日のことであった。高熱という症状とバビロンの熱帯という地理的条件から、古来マラリアで亡くなったとされてきた。

　プルタークの書いた「英雄伝」に

よれば、その時の様子は、次のようであったという。

「アレクサンドロスがバビュローンに入ろうとしている時に……城壁のところまで行くと、多くのカラスが喧嘩をして互いにつつきあい、その内幾羽かが大王の足元に落ちた」。(河野与一訳、岩波文庫、1991年)

公の日記によれば発熱したのはダイシオスの月(現在の6月ころ)の18日で、その間、熱が下がらずその月の28日に亡くなった。「アレクサンドロスが気違いじみた熱を出して激しく咽喉が渇き葡萄酒を飲み、それからうわごとが始まって……命を終えた」。

2．ニューヨークのカラスの死

1999年8月23日、ニューヨーク市郊外のQueens北部にある病院の感染症内科医が、ニューヨーク市保健局に2例の脳炎患者症例を報告した。その後の市保健局の調査により、6例の脳炎患者がQueens地区で発生していることが判明した。このヒトにおける流行と相前後して、地域保健局はニューヨーク市のトリ(特にカラス図9.2)が大量に死亡しているのに気づいていた。9月7～9日にかけてBronx動物園では2羽のフラミンゴと、鵜・アジアキジ各1羽が死亡した。

これらのヒトやトリの死亡は、当初、血清中の抗体が陽性に出たことから、南北アメリカ大陸に常在するセントルイス脳炎(St. Louis encephalitis、SLE)と診断された。しかし、その後ヒト、トリ、蚊から分離されたウイルスをCDC(米国疾病対策センター)が分析して、それはウエストナイルウイルス(West Nile Virus, WNV)の感染による

図9.2
American crow
H. C. Kyllingstad
(photo) University of
Michigan Museum
of Zoology

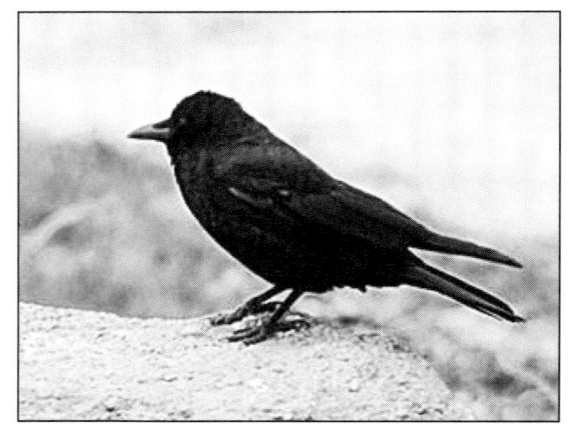

ことが判明した。SLEウイルスとWNウイルスはフラビウイルス科の同じ日本脳炎ウイルスグループに属するので(図9.3)、血清抗体を測定した場合交差反応が起こる。それが当初SLEと診断された原因である。同じ血清についてWNの抗体価を計るとSLEよりもさらに高い価を示した。その年には、7名の患者が死亡している。さらに馬でも死亡例が記録された。従来アメリカ大陸には全く存在しないと思われてい

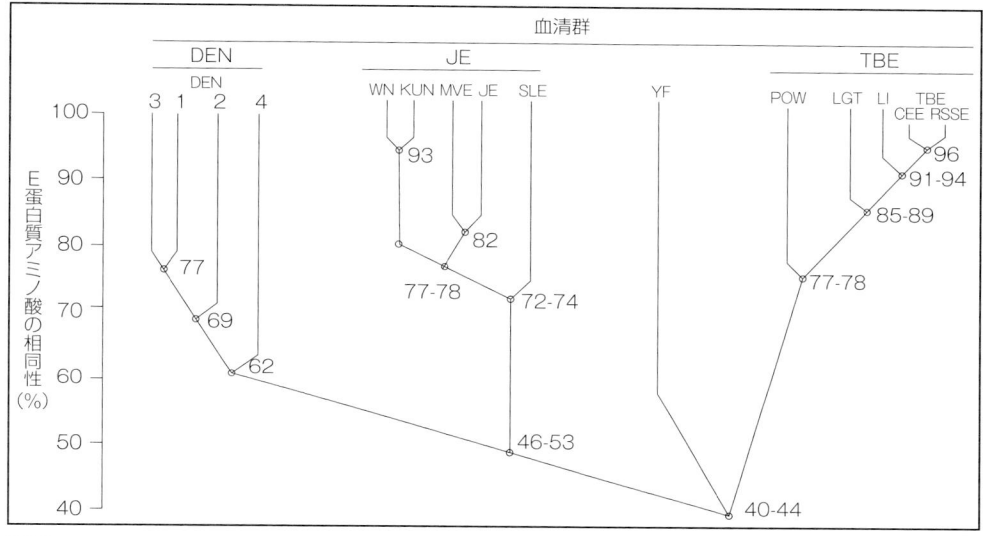

図9.3
DEN（デング熱）、JE（日本脳炎）およびTBE（ダニ媒介性脳炎）の各抗原群に属するウイルスの分布

た WN ウイルスのこの大陸への衝撃的な上陸であった。

II. ウイルスの分布と伝播
1. WN ウイルスの発見と世界分布

　アフリカが植民地の争奪の対象とされていた19世紀末、英領スーダン南部の白ナイル川西岸地域が西ナイル地方と呼ばれていた。この地は、1912年に英領ウガンダに編入され、西ナイル州とされた。WN ウイルスは、1937年黄熱の研究者がこのウガンダのウエストナイル地方の熱病の女性から単離した未知のウイルスで、この地方名に因み西ナイルウイルスと命名された。現在は、ウガンダではこの西ナイル州という地名はなくなっている。黄熱ウイルスは1927年に始めて分離された。野口英世が黄熱の研究中にアフリカのガーナで死亡したのは、この直後である（1928年5月21日）。その後も黄熱の研究は続いており、その研究過程でWN ウイルスが発見されたことになる。

　WN ウイルス自体は、最初に発見されたアフリカ以外に、オセアニア、中東、中央アジア、ヨーロッパに広がっている。20世紀後半の50年間の WN ウイルスの流行はこれらの地域に限局している（表9.1）。その限局状態を1999年末現在の日本脳炎ウイルスグループの世界分布とし

表9.1
ウエストナイル熱の流行。（CDC）

・イスラエル	1951年～1954年、1957年、2000年
・フランス	1962年、2000年
・南アフリカ	1974年
・ルーマニア	1996年
・イタリア	1997年
・ロシア	1999年
・米国	1999年～2010年（現在）

て示す（図9.4）。

　WNウイルスが分類上属しているフラビウイルス科 *Flaviviridae* は、この科の代表的ウイルスである黄熱 yellow fever ウイルスの名前に由来する。すなわち、ラテン語の flavus 黄色である。フラビウイルス科の1属である狭義のフラビウイルス属 *flavivirus* は、デングウイルス（DEN）、日本脳炎ウイルス（JE）、ダニ媒介性脳炎ウイルス（TBE）、黄熱ウイルス（YFV）の4グループに分かれている（図9.3）。日本脳炎ウイルスグループを構成しているのは、WNウイルス、SLEウイルス、日本脳炎ウイルス、マレーバレーウイルス、クンジンウイルスの5ウイルスである。面白いのは、同じ日本脳炎ウイルスグループ内でみごとに地理的な棲み分けが世界地図上で見られていることである。

　ところが、この分布が1999年のニューヨークへのWNウイルスの上陸の後、数年で一変することになった。即ち南北アメリカではSLEウイルスは未だに少数例の患者が出ている事は変わらないが、WNウイルスが南北アメリカ全地域に拡大した（2009年現在、図9.5。この図ではSLEの分布が描かれていない）。その集団に新しく導入されたウイルスに対する免疫が集団内に全く無いとき、集団の中で急速に拡大するという現象が見られる。南北アメリカではSLEなどの他のウイルスが、以前独占的に棲み分けているように見えたのは、単にWNウイルスの上陸機会がなかったからに過ぎない。

図9.4
日本脳炎抗原群に属するウイルスの分布（1999）、（倉根一郎）

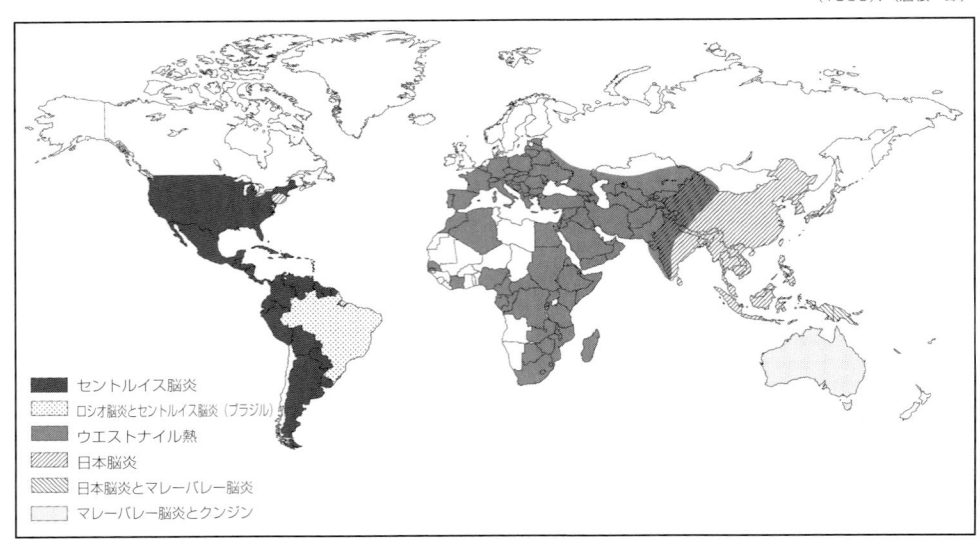

凡例：
- セントルイス脳炎
- ロシオ脳炎とセントルイス脳炎（ブラジル）
- ウエストナイル熱
- 日本脳炎
- 日本脳炎とマレーバレー脳炎
- マレーバレー脳炎とクンジン

今（2013年）や、米国では本土全体でWNウイルスが見つかっており、この間に最大の患者数を記録した2003年には、米国だけで患者9,862人、死亡264人が報告されている。この年にはカナダ（患者1,119名、死亡10名）、メキシコ（患者6名、死亡なし）にも広がっている。米国におけるヒトの致死例は50歳以上が多い。例えば1999年のニューヨーク市における死亡4例はいずれも68歳以上であった。また、感染場所については、1999年の患者37名の内、1例は6月にアフリカに旅行しているが、34例はWNウイルスの常在地域への渡航歴は無かった。2例については情報なし。したがってほとんどの患者はWNウイルスの流行地のアフリカなどで感染したのではなく、アメリカ大陸、それも米国内ニューヨーク市近郊で感染したと考えられた。調査の結果アカイエカ *Culex pipiens*（図9.6）の他に13種の蚊から（2009年にはさらに増えて60種以上になっている）、また鳥類ではカラス、ブルージェイ、スズメ、タカ、ハト等220種類以上に及ぶ種からウイルスが分離された。真冬の2000年2月に、下水道から集めてプールした蚊から、またRed tail Hawkの脳からウイルスが分離されている。したがって、ウイルスが越冬したと考えられるに至った。当初、全体の致死率は約10％とされていた（1999年で7/62）。しかし、患者の臨床診断が明確になり、かつ患者数が拡大した2000年以降で見ると致死率は10％より低くなっている。

2012年8月15日再び注目を浴びることになった。米テキサス州ダラス

図9.5
ウエストナイルウイルスの流行地域（2009年）（倉根一郎）

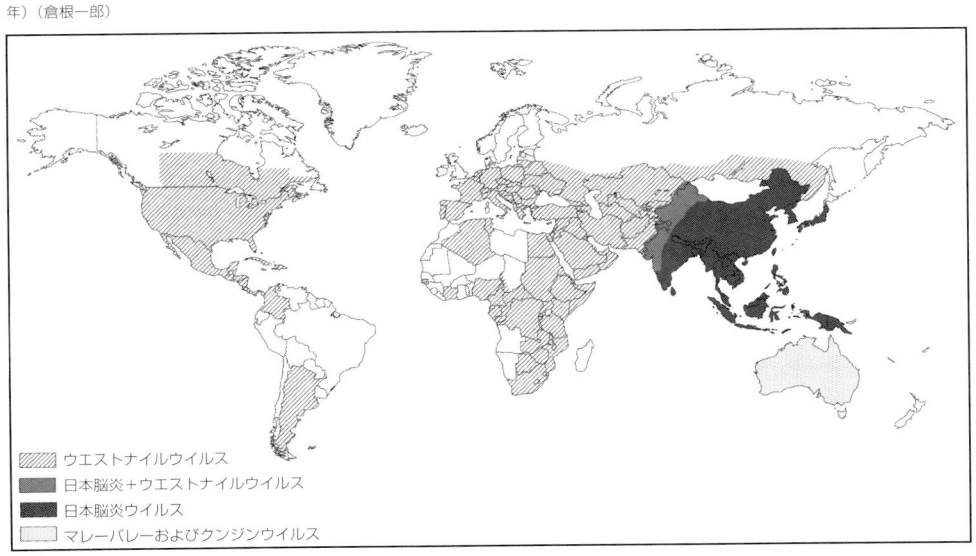

のマイク・ローリングズ市長は、この日ウエストナイル熱ウイルスの感染が広がっているとして非常事態を宣言した。米疾病対策センター（CDC）によると、2012年8月21日までの死者はテキサス州で少なくとも21人、全米で41人に上っている。ダラスの非常事態宣言は、ウイルスを媒介する蚊を駆除するため、薬剤の空中散布に踏み切るための措置である。

2．トリを好む蚊

1999年の流行では、トリ、特にカラスの大量死が特徴的であった。一体何が変わったのだろうか？　アフリカのウガンダでのWNウイルスの本来の媒介蚊は、その分布域からネッタイシマカ *Aedes aegypti* であったのではないかと考えられている。これに対して、米国での主要な媒介蚊はトビイロイエカ *Culex pipiens pipiens* と *Culex tarsalis*（和名なし）とみなされている。このアカイエカ *Culex pipiens* の仲間は野鳥吸血嗜好性が高いので、これがカラスなどの野鳥を媒介した米国での流行に大きな役割を果たしていると考えられている（小林睦生）。

3．WNウイルスの感染サークルと伝播

このウイルスは蚊—トリのサイクルで維持されている。馬やヒトはたまたま感染することがあるに過ぎない（図9.7）。また、トリ以外の中間宿主としてコウモリも考えられている。ダニにも感染するがダニが媒介するという確証はない。

主に *Culex*（イエカ）の吸血によって感染する。アフリカや中東においては *Culex univittatus* とチカイエカ *Culex pipiens molestus* が、アジアにおいては、コガタアカイエカ *Culex tritaeniorhyncus*、アカイエカ *Culex pipiens pallens* などが主要な媒介蚊であるが、ヤブカ属 *Aedes* も媒介可能である。

温帯地域では、WNウイルス感染症が発生するのは夏の後半から初秋にかけてである。

通常、人間同士の直接感染は起こらない。しかし、米国では臓器提供

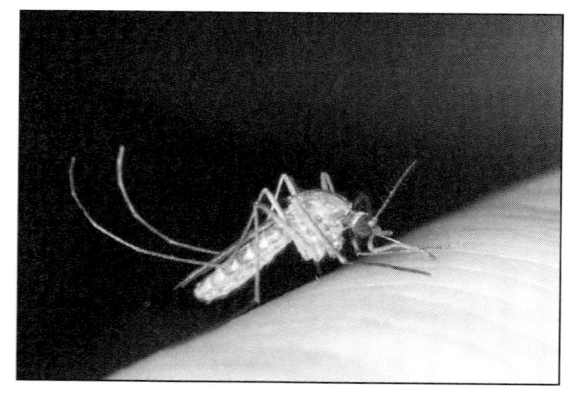

図 9.6
アカイエカ
（国立感染症研究所昆虫医科学部）

者から移植を受けた患者による感染例があった。すなわち、2002年に1人のドナー（臓器提供者）から移植を受けた4名の移植患者が感染し、3名が脳炎を発病し、腎臓移植を受けた1名が死亡した。また、2005年に1人のドナーから移植を受けた4名のうち3例が感染した事例がある。他にもカナダで4症例が移植により感染し、脳炎を発症した事例がある。さらに輸血を介したWNウイルスのヒトへの感染例もあることが判明した。

米国への侵入経路としては、
1) 感染した人、
2) 人が感染した脊椎動物を持ち込んだ、
3) 飛行機や船が媒介蚊を運んだ、
4) 感染鳥（渡り鳥やペットの鳥）が運んだか、嵐で飛ばされた、
5) 意図的に持ち込まれた（テロリストなど）

の可能性が考えられている。3)、4) の可能性が高い。実際に2002年にロサンゼルス空港の職員がWNウイルスに感染したことがあり、当時、まだロサンゼルスではWNの発生は報告されていないので、蚊が飛行機で持ち込まれた可能性は高い。

一般的な推論としてニューヨークへはイスラエルからペットの鳥によってもたらされたのではないかといわれている。それは、分離ウイル

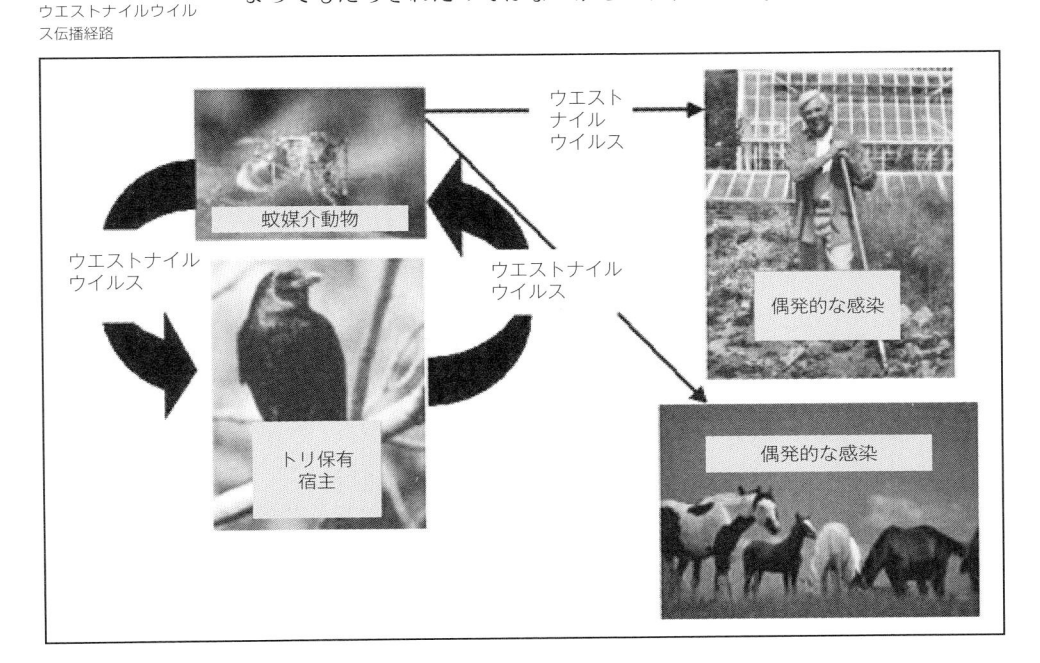

図9.7
ウエストナイルウイルス伝播経路

スの遺伝子系統解析から、ウイルスの由来がイスラエルで1998年に死亡したガチョウから分離されたウイルスと極めて近かったからである（図9.8）。実際はどの経路であったかに関しては最終確定はされていない。

遺伝子解析が技術的に容易になったことから、遺伝的系統の分析は、細菌、動物、植物のすべてにおいて飛躍的に進んだ。ウイルス病もその恩恵に浴している。

図9.8
Lanciotti RS et al.
(Science 1999).

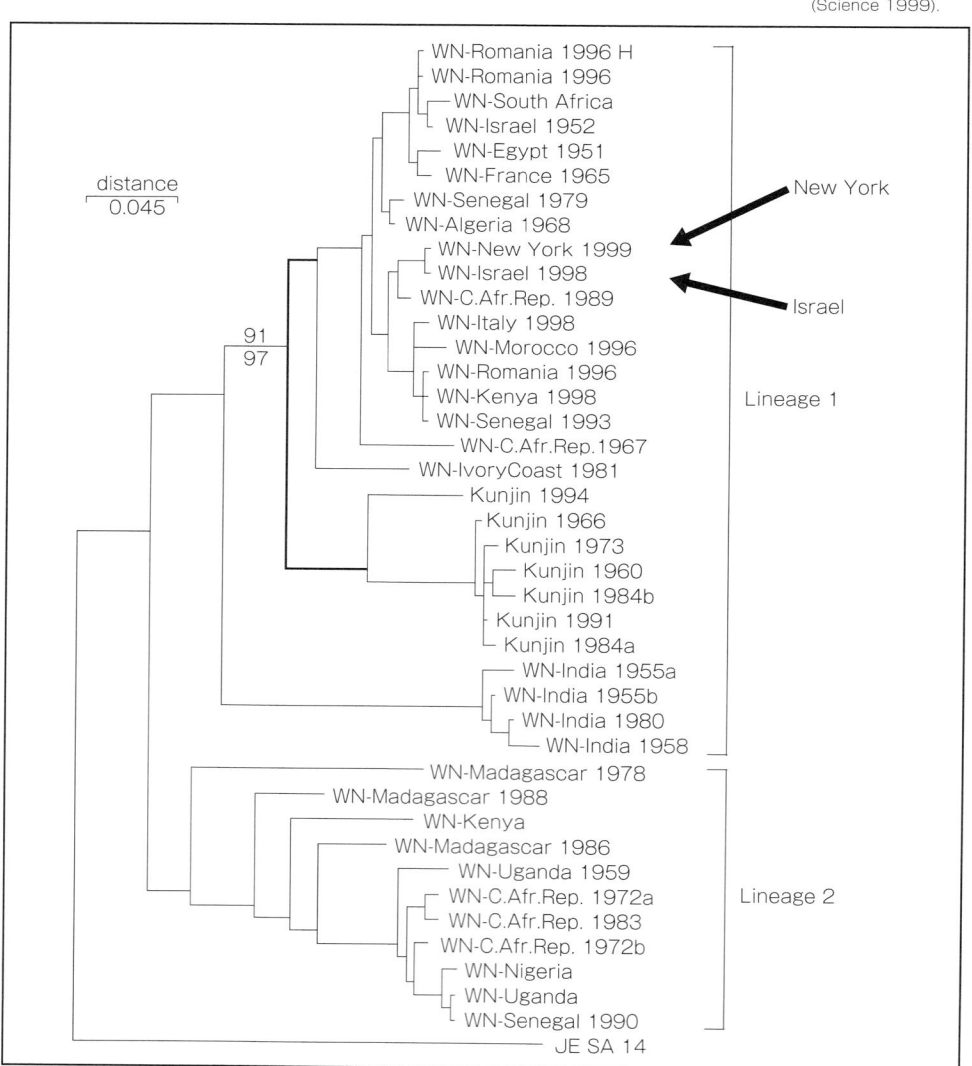

4．日本への輸入例

　日本国内では、2005年9月に米国カリフォルニア州ロサンゼルスから帰国した30歳代の男性会社員が川崎市立川崎病院で診察を受け、国立感染症研究所で血液検査をした結果、国内初のWNウイルス感染患者と診断された。2013年1月現在、この1例のみである。

5．WNの症状

　感染者のうち80％は症状が現れない（すなわち、発症率は20％）。症状に対応してウエストナイル熱とウエストナイル脳炎とに分けられている。

(1) ウエストナイル熱

　潜伏期間は通常2～6日。発熱・頭痛・咽頭痛・背部痛・筋肉痛・関節痛が主な症状である。発疹（特に胸背部の丘疹が特徴的。痒みや疼痛を伴うこともある）・リンパ節が腫れる・腹痛・嘔吐・結膜炎などの症状が出ることもある。

(2) ウエストナイル脳炎

　感染者の0.6～0.7％（発症者の3～3.5％）がウエストナイル脳炎を起こす。病変は中枢神経系であり、脳幹・脊髄も侵される。したがって、激しい頭痛・高熱・嘔吐・精神錯乱・筋力低下・呼吸不全・昏睡、不全麻痺・弛緩性麻痺など多様な症状を呈し、死に至ることもある。また、網膜脈絡膜炎も併発する。

6．地球温暖化との関連

　近年、地球温暖化が世界的に問題になっている。そして温暖化による蚊の生息域の拡大（北半球では北への拡大）と、その蚊が媒介する感染症の拡大の可能性が関心を呼んでいる。蚊が媒介するWNウイルスの米国上陸と、この地球温暖化とは何か関係があるのだろうか。

　蚊の生息域の話題に限定して日本で現在確認されているものは、(1) ヒトスジシマカ *Aedes albopictus* の東北地方への拡大、(2) 近畿地方でのコガタアカイエカ *Culex tritaeniorhyncus* の越冬幼虫の確認、(3) 東南アジアで日本脳炎を媒介する *Culex vishnui* の沖縄への侵入がある。

　では、WNウイルスの場合にはどうなのか？　先に述べたように、ニューヨークでのWNウイルスの越冬が確認されている。蚊もまた越冬可能なものがいる。それは、ヒトスジシマカであり、東南アジア地域に生息するこの蚊の中でも、日本や韓国の蚊のみ卵生越冬が可能である。この越冬可能なヒトスジシマカは、日本からの古タイヤの中の溜ま

り水によって米国までもたらされた可能性がある。実際1984年米国テキサス州ヒューストンでのヒトスジシマカの発生は古タイヤの溜まり水が媒介したのではないかと考えられている。ヒューストンはタイヤ再生工場が多く、また日本は年間1,000万本も古タイヤを海外へ輸出しているからである。そして、このヒトスジシマカもまた、WNウイルスを媒介できる種である。しかし、ヒトスジシマカは米国でのWNウイルス媒介蚊の主力ではないと考えられている。それは、この蚊は野鳥への吸血嗜好性は高くなく、哺乳動物への嗜好性が高いからである。

　蚊が殖え易い自然条件があることと、蚊が媒介する感染症が増えることとは直ちには繋がらない。平常に蚊の幼虫（ぼうふら）対策をしているかどうかで大きく異なる。米国イリノイ州クック郡で、蚊の幼虫対策の有無でWN患者の数が5〜10倍も異なることが判明している。

　その他の動物媒介感染症（特に蚊、ノミ、ダニなどによるもの）も含めて、媒介動物の分布域拡大は確かに感染症の潜在的リスクを高めるけれども、国家や地域の公衆衛生的な対策の効果は、それをしのぐものであることが分かっている。

　WNウイルスの侵入には、十分に注意を払わなくてはいけないが、まれに輸入例は起こるとしても、直ちにWNウイルスの日本への侵入拡大が起こることは無いと思われる。日本で実行可能なこととしては、トリの検疫が大切であろう。実際、日本の検疫所では、米国におけるWNウイルスの侵入発生以降、トリへの検疫を強化している。

7．南アフリカ2009年

　CDCの発行しているEmerging Infectious Diseasesの2010年3月号に、南アフリカのプレトリア大学の獣医学生が病死した子馬1頭を解剖していて、WNウイルスに感染したという報告が出た。

　この学生は09年5月に病死した子馬の解剖を行った。その6日後、発熱、倦怠感、筋肉痛、項部硬直、激しい頭痛が出現。発疹は2日後出現し、症状は約10日間続いた。学生と子馬から抽出したRNA（WNウイルスの遺伝子はRNA）の分析から、WNウイルスの存在が確認された。普通、感染馬からヒトに感染する危険性はない。それは感染馬の血液中のウイルスはごくわずかであり、蚊を感染させるのに十分ではないからである。

　「学生は骨鋸を使い、馬から脳を除去し、多くの飛沫に曝露されました。馬を剖検した時には獣医たちは手袋をつける以外には、何も予防策はしていませんでした。今後獣医たちは脳炎死の動物を剖検する時に

は、目の保護、手袋、マスクをつけることにしました」と准教授。その学生は回復し、現在では獣医になっている。

Ⅲ．アレクサンダーの死因──再び、バビロンへ

　2003年になって、CDC の発行している科学雑誌にアレクサンダー大王の死因は WN 脳炎ではないかという報告が掲載された。それによれば、彼がバビロン入城のときの、カラスの死亡が、ニューヨークにおける WN ウイルスの侵入時と同じ光景であることに注目している。それ以前の歴史家は、発熱症状に強く関心を示してマラリアなどではないかと推論しているが、カラスの死亡に着目したものはこれまで誰も居なかった。1999年のニューヨークにおけるカラスなどの大量死によって、初めてアレクサンダー大王の WN ウイルス感染の可能性が浮かび上がってきた。

　カラスの死に加えて、古代都市バビロンは現在の WN ウイルスの流行地に含まれている！　果たして BC330年頃に、バビロンに WN ウイルスが流行していたのかどうかは分かっていない。その当時の新興感染症であったかもしれない。というのも、彼はその人生の短期間でアフリカ東北部からインド西部に亘るその当時最大の世界帝国を作り上げたが、その過程で大量のヒトと物の移動があった。これらのヒトと物の大規模移動が、感染症の伝播に大きな役割を果たしているのは、多くの感染症において共通している。現代は、アレクサンダーの時代に比べれば移動するヒトも物も桁違いに多い。しかも、移動のスピードは1日で地球の反対側にまで到達する。

　彼のうわごと、発熱などの症状は WN 脳炎の症状と矛盾しない。事実がどうであったかについては誰も知るよしもないが、自分自身の軍隊の大量移動が引き金となった新興感染症としての WN 脳炎による死亡の可能性が高い。

　このように動物媒介性の感染症の新たな出現や伝播は、ヒトや物の大量移動を基礎として、例えば媒介動物である媒介蚊の分布域の拡大や、ウイルスの蚊に対する広い宿主域や、その変動によることが大きく、感染症の生態学としても、大変興味深いが、一方でアレクサンダー大王の死因のように、過去の歴史の解釈さえ変える可能性がある。それが、また大変興味深い。

第10章 「ネットワークで感染症に備える」
今日りんごの木を植えよう

Ⅰ．1枚のペルシャ絨毯

　サマセット・モームの「人間の絆」に、主人公フィリップの「人生の意味は何か」という問いに対して、詩人クロンショーは「1枚のペルシャ絨毯に答えが秘められている」と言った。フィリップは悩み、そして遍歴の後、自らその答えを見出す。「人生という巨大な縦糸を前にして、人生は無意味、いかなる行為も重要ではないという認識を背景に用いつつ、人はさまざまな横糸を選んで好みの人生模様を織り込んでもよいではないか」（行方昭夫訳、岩波文庫）。

　感染症と人類の闘いの歴史もまた、1枚のペルシャ絨毯であるという感を強くする。縦糸は古代から現在、未来に至る時間の流れ、そして様々な横糸がある。

　第1の横糸は地理的な横への広がりである。100年余り前までは、個々の病気が、時代時代にまた、地理的に孤立して調べられ、また語られてきた。それは1個1個の点に過ぎなかった。しかし、医学的・歴史的情報が集まってくるとともに、地理的、横断的な分析、理解もできるようになった。つまり、俯瞰的に眺められる3次元的な存在になった。地理的な横糸は、近年になればなるほど誰の眼にも明らかになって来た。例えば2003年のSARSでは、中国が、自国の経済や観光へのマイナスの影響を恐れて、しばらく情報を公開しなかった。しかしSARSの世界経済に与えた影響は甚大なものであった。9.11の同時テロと相まって、世界の航空業界を始めとして経済活動に大打撃を与えたことは、耳新しい。

　また、横糸には第2の意味がある。それは、医学・科学と社会・文化をつなぎ、また、不安という人間心理をもつなぐものである。感染症を語るときに、この第2の横糸が、ますます重要視されている。同じ疾患でも、癌・糖尿病・脳溢血・心臓病などの個人性とは異なり、感染症は社会性が極めて強いからである。

　日本では近年、毎年30万人余りが癌で死亡している。それに対して2003年のSARSでは死者なし、2009年の新型インフルエンザでは、200人の死亡者しか公式には報告されていない。それなのに、SARSや新型インフルエンザ流行時の社会不安は、癌の不安をはるかに上回っていた。

横糸は、さらに第3の意味を持つ。動物とヒトとをつなぐ横糸である。根絶に成功した天然痘は、幸いなことに自然宿主はヒトだけであった（第2章）。狂犬病は犬からヒトに感染するが、その古代からあった知識に、科学はさらに犬の前に、コウモリを加えた。コウモリからヒトへ、あるいは、コウモリから犬を通ってヒトへである。犬以外に多くの野生動物が狂犬病のウイルスを持っていることも分かってきた。また、インフルエンザは野鳥→家禽→ブタ→ヒトが、新しいウイルスの一般的な伝播ルートであることが分かってきた（勿論、季節性インフルエンザはヒトの間で流行して維持されている）。インフルエンザはヒトの病気というよりもヒトにも感染する病気である。日本脳炎は、蚊とブタの間の感染症で、それが蚊を通してヒトにも感染することがあるにすぎない。

　このように、ヒトと他の動物との間の共通感染症という新しい概念が生まれた。これを人獣共通感染症（Zoonosis）という。この概念を推し進めて、現在では人獣の健康は一つのもの、One Health Initiative という方向性が出されている。

　さらに第4の細い横糸が見えてきた。それは、広く学問・科学を結ぶ横糸である。当然ながら、かつて感染症の研究・対策は、今の職業分類でいえば、医師が当たってきた。しかし、科学・技術が発達し、又、感染症の持つ広がりが分かってくると、それは、もはや医学・医師という枠を超えた存在になった。医学、獣医学、薬学、生物学、情報分析学、公衆衛生政策などの横断的な協力で立ち向かうものに変わってきた。その横糸の認識は未だ「細い」けれども、ますます太くなりつつある。ペルシャ絨毯の横糸の数は増え、それらの価値が高まった。

　では、従来の縦糸の価値は何であろうか？　昔の人は、歴史を「亀鑑」と言った。現代の鏡という意味である。未来を見ることができない人類にとっては、見ることのできる過去を鏡として未来に向かって歩くしかない。この縦糸は、大きな広い視野や今に生きる教訓を、現代のわれわれに与える。過去の成功例からも、失敗例からも、栄光からも悲惨さからも得られる教訓である。縦糸の重要性の認識が必要なのは、何も感染症に限ったことではなく、すべての分野に言えることである。技術に頼り、情報の洪水の中にいて今だけしか見ることの少なくなった現代人こそ、この歴史という縦糸から多くを学ばなければならないだろう。

Ⅱ．感染症に国境なし

　「感染症に国境はない。しかし、研究者には国境がある」と言ったの

は、ルイ・パスツールである（図10.1）。感染症に国境がないのは、遠い昔から経験として知られていた。しかし、自国の外の情報が無かったり、はるかに遅れて伝わって来た時代には、単に外から入ってきた病気と言う程度にしか過ぎなかった。

人の病気は、人の移動によって広がる。この本で見て来た感染症すべてに対して、この言葉は当てはまる。特に歴史に記録されるような大集団の移動は、感染症の範囲を拡大し伝播の速度を速めた。今や70億の人口を抱え、1日で地球を1回りできる迅速な交通手段を発達させた人類の文明を見ると、ますます「感染症に国境はない」の感を強くする。

迅速大量の人の移動を可能にした20世紀、特にその最後の四半世紀においては、感染症対策が質的に変化した。すなわち1国での対策では、もはや不可能であるという点である。多くの国を含んだ地域ごと、さらには世界規模の対策しかありえないという事である。

その変化を目の前にしても、感染症研究者に国籍があり、感染症対策の国家予算に国籍があるので、どうしても個々の国中心の対策になりがちである。しかし、その困難や壁を乗り越えて世界規模の、つまり、国際ネットワーク（NW）による対策以外には、感染症対策に残された道は最早ない。

図10.1
パスツール研究所とパスツールの胸像
（1999 加藤茂孝）

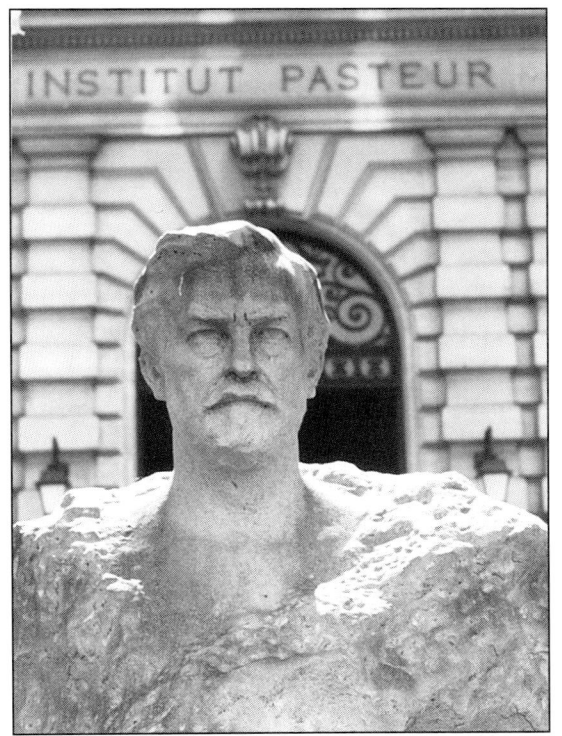

Ⅲ. 感染症は人類の歴史と共にあり

近年の多くの研究から、過去の感染症の実態や過去の人の感染症歴が次第に明らかになってきた。

13,000年前頃に、人類が野生動物を家畜化し始め、家畜から感染症が人類に入った。現在、判明している限りでは、ヒトの感染症の約70％が動物から入っている。

古代エジプトのミイラにある天然痘の痘痕、古代エジプトの壁画にあるポリオと思われる萎縮した足を持つ人、ウエストナイル熱で死んだかもしれないアレクサンダー大王。洋

の東西を問わず、感染症は人類の歴史と共にあった。

　2010年2月17日、古代エジプトの有名なツタンカーメンのミイラのCTスキャンや遺伝子検査の結果が報告された。その内容は「腐骨や内反足を患い、転倒して足を骨折し、マラリアが命取りになった」。熱帯熱マラリア原虫（*Plasmodium falciparum*）に感染していた痕跡があったという。

　日本における737年の天然痘により政権の中心にいた藤原氏4兄弟の死を見るまでもない。歴史に名を残した有名人、名を残していない無名人、「感染症は日常にあり」の状況は両者で全く変わらなかった。平安時代にわが世の春を謳歌した藤原道長を見てみよう。彼は、当時流行した天然痘による死を幸運にも免れ、おそらく糖尿病で亡くなったと思われている。63歳であった。ところで、藤原道長一族および、道長と姻戚関係のある天皇家の合計21人の平均寿命は42.6歳であった（第2章表2.1参照）。この数値には乳幼児死亡を含まず、歴史に名前を残している成人についてのみの平均である。それでもその平均年齢は2013年現在の半分の値でしかない。皆、早く結婚し、早く人生を送り、そして早く死んでいる。この内、天皇5人の平均だけでみると、さらに低く35.6歳に過ぎない。この21人中、天然痘、麻疹、インフルエンザの3つの感染症だけで、8人が亡くなっている。この数字が教えるように当時、感染症は人の生命に対していかに大きな脅威であったことか！

　道長は法成寺を建立している。道長を御堂関白というときの御堂は、彼が建てたこの法成寺の巨大な伽藍のことであり、彼の息子である頼通が宇治に建てた平等院鳳凰堂は、法成寺をモデルにしている。摂関家などが争って自らの寺を次々と建てた背景の一つが、この感染症に対する恐怖であった。その見えない予測しがたい恐ろしさの感覚は、病原体に対する知識も増え、感染症による死亡者数が大きく減少した21世紀の先進国のわれわれには、想像もつかない。われわれは、ジェンナー、パスツール、コッホなど偉大な先達の恩恵を忘れてはならない。

Ⅳ. 新興感染症は今後も絶えない

　感染症が人類と共にあったということは、今後もまた、共にあるという事である。既存の感染症は、抗生物質、抗ウイルス剤、ワクチン、上水道の完備と塩素消毒、下水道の完備、衛生知識の普及、公衆衛生対策の実施などで、次第にその流行を制約されてきて、それによる死亡者は減りつつある。それでも、感染症による死亡者は、現在の世界の年間の死者5,200万人の内、1,200万人とされている（WHO統計）。すなわち全

死亡の1/3である。その死亡のほとんどが、途上国に集中している。

既知・既存の感染症以外に、毎年のように未知の感染症の出現がある。WHOはこれを新興感染症（Emerging Disease）と言っているが、今後も動物と人類との接触が絶えることはないので、新興感染症の出現は絶えることは無い（図1.3に主な新興感染症とその出現年が描かれている）。したがって感染症の研究・対策もまた絶えることはない。20世紀中盤に人類が1度抱いた「感染症に打ち勝った」という甘い認識を捨てて、新たな体制を組まなくてはならない。感染症による死者を画期的に減らしたという意味では、この認識は半分正解であるが、今後も絶えることはないという認識は当時は無かった。また、既知の感染症でさえ、対策を大きく誤れば、被害が大きくなる可能性は常に残っている。

感染症の研究・対策は感染症という特殊分野に限ることはなく、地震・津波・台風・火山の噴火・異常気象・食糧問題・戦争・テロなどと同じ危機管理の一つになっている。国家や地方を問わず、行政府としては、感染症はそれ自身で独立した一つの対象であるという意識・認識が未だに強いが、多くの危機管理の対象の一つとして広い視野で捉え直す段階に来ている。

Ⅴ．情報の共有と協力

新興感染症の出現が絶えることは無いし、また、既存の感染症（再興感染症 Re-emerging Disease）も簡単には制圧できない。

新興感染症は、世界の何処から出現するかは誰にも予想できない。結局できることは、新しい感染症の出現を一刻も早く探知して、それに対する対策を立てて、被害を最小限に留める方法しかない。

そのためには、地域ごとや、世界規模での情報の共有と研究・対策の協力しかない。今こそ、そして、感染症対策においてこそ、「地球は1つ。グローバルな視点を！」である。

2003年に明らかになったSARSの発生当初に中国がその発生を隠したことは、後々まで尾を引いた。先に述べたように、中国自身にとってもマイナスの結果をもたらした。

2007年当時、インドネシアは自国で分離された感染症の病原体（インフルエンザウイルスなど）を外国（特に、それを用いてワクチンや、抗ウイルス薬、診断薬を作る先進諸国）へ出すのを拒否していた。その背景には、先進国がその病原体によって得た利益や恩恵を病原体提供側である自分たちが公平に享受していないことにあった。幸い2011年4月11日に解決し、ウイルスは提供されることになった。

「地球は1つ」という概念は、環境・経済などの分野を差し置いて、感染症の分野でこそ、最も早く認識されてきたし、認識されるべき問題である。

Ⅵ．パスツールのネットワーク

　世界には、すでにいくつかの有名な感染症 NW が存在している。最古のものがパスツール研究所 NW である。

　自身が、偉大な化学者・微生物学者であったルイ・パスツール（図10.1）は、感染症は単に彼の属するフランス1国の問題ではないことを強く意識していた。早くも1891年には、フランス領インドシナのサイゴン（現在のベトナムのホーチミン市）にパスツール研究所を建設している。独立して社会主義国家になった現在のベトナムにおいてさえ、研究所の名称は残り、パスツール通りという道路もある。住民に聞くと、そこはワクチンを打つ場所という。彼の遺志を引き継いだ後継者たちにより、現在では、世界の30カ所に研究所を持ち、研究 NW を形成している。

　一般にパスツール憲章と呼ばれている3条がある。すなわち「最高レベルの研究」「公衆衛生活動」「教育・訓練活動」である。そしてパスツール研究所は、パスツールの示した理念の下にある。すなわち「健康被害に苦しむ人々を救う」である。そこには、フランスのためにという文字は出てこない。設立当初から民間研究機関であり、その運営資金は1/3がフランス政府をはじめとする公的資金、1/3がワクチンや検査などの自身の営業利益、残り1/3が寄付によっている。この研究所を運営するために歴代所長など首脳陣は、寄付金の獲得に多大な努力を払ってきた。パスツール研究所の輝かしい歴史は、この絶えざる努力の賜物である。

　2012年、ラオスでパスツール研究所が開所された。これは、ラオスの国立研究所であり、パスツール研究所が運営を委託されている。所長の Paul Brey は研究計画や資金計画のために世界をかけ回っている。この NW は柔軟で粘り強い NW である。

Ⅶ．オックスフォードのネットワーク

　イギリスの Wellcome Trust は巨額の資金を抱える財団で、その資金援助によりオックスフォード大学熱帯医学研究所の NW は運営されている。研究所は1979年 NW 発足。世界に16カ所の研究所を持つ。

　この NW は独自の哲学をもった国際協力を行っている。通常は、研

究所設置国での臨床上重要な疾患を対象としているが、一旦新興感染症が起きたときには迅速な行動をとる。例えば2004年ベトナムで鳥インフルエンザ H5N1のヒト感染例が発生した時には、ベトナム拠点ではたちまちこの H5N1 の研究に取り組み、その臨床像についての先駆的な研究論文を出している。このように研究拠点の設置の目的意識が極めて高い。もう一つの特徴としては、研究所ではあるが臨床家の比率が高い。所員の約1/3であるという。タイにあるオックスフォード大学熱帯医学研究所の拠点長の Nick Day によれば、臨床家の派遣こそ重要であるという。それは新興感染症の発生をいち早く認識し、診断や治療に結び付けられやすいからである。

又、彼によれば重要なのは、派遣される所員の人選であるという。途上国で感染症研究を行おうという本人の動機・関心の重要性である。その関心がない人は長続きしない。イギリスには、大学を出て海外で働こうという伝統がまだ生きていると誇らしげに語っていた。そういう意識が無くては、5年、10年、20年も途上国で居を落ち着けた研究は到底できない。

Ⅷ. CDC のネットワーク

CDC（米国疾病対策センター：Centers for Disease Control and Prevention）といえば、その俊敏な機動力で知られている。世界のどこかに、例えば、アフリカの奥地で、致死率の極めて高い原因不明の熱病が発生した場合には、翌日には CDC の研究チームが研究機材を携えて米国から現地へ出発するとさえ言われていた。翌日は無理だとしても、1週間以内には間違いなく現地に到着していた。これら派遣職員は、EIS（Epidemic Intelligence Service）という訓練を受けており、CDC 本部に登録されている。そして、登録メンバーは召集が掛かればいつでも出発できる心積りでいる。携行機材として、大きなトランクに、防護服、検体採取機材、試験機材など一式が、一つの単位として用意されており、直ちに出発できる仕組みになっている。航空券を手配する旅行社も CDC 内にあり、海外出張の手続きをする Global Health Bureau という部局もある。この俊敏な機動力は、歴史的には米軍の機動力の経験から来ているのであろう。

私は、2002年10月から2005年9月のちょうど3年間、その CDC に客員研究員として滞在していた（図10.2）。この3年間は、米国でも感染症関連の社会的大問題が多かった時期であった。

2001年9月11日の同時テロの後で起きた炭疽菌事件、2003年3月の

SARSの発生、同じ年の同じ月イラク侵攻に備えた米軍60万人への種痘、2004年の鳥インフルエンザのヒト患者の発生などである。その度に当時の所長であるJulie Louise GerberdingがTVでアナウンスしていた。この専門家であり責任ある立場からのアナウンスメントは、全国民に大きな安心感を与えた。感染症のアナウンスメントはかくあるべしという見本のようであった。重大な発表の時にはGerberdingはいつも赤いスーツを着ていた。彼女の勝負服であったのであろう。

　しかし、私にとっての最大の感銘は、SARSの時の特別プロジェクトチームの編成である。たまたま私のいたMMR（麻疹、おたふくかぜ、風疹）の研究室にSARSウイルスが持ち込まれたせいであろうが、隣接するヘルペスや下痢症ウイルスの研究室も含めて、博士号を持つ研究員に声を掛けてプロジェクトチームを編成して、全員が自分の研究を一時停止し、SARS遺伝子の解読を分担して行って、わずか2〜3週間で論文発表の段階にまで行った。刻々と新しい情報が加わり病原体の本体が解明されていく過程をそばから見ていて、深い感銘を覚えた。こんな柔軟な運営ができることへの驚きであった。リーダーの1人のJoseph Icenogleに「CDCではいつもこのようなことができるのか？」と尋ねたところ、「CDCでも初めてのことだ。これは、CDCの使命（mission）を研究員各人が自分の使命としてくれたからできたのだ」ということであった。CDCでもできるのなら、日本でもきっとできるのではないかと感じた。

　感銘と同時に大きなショックも味わった。それは、CDCはSARSについて日々、研究が進んでいるというのに、その時点では日本は全く何もできなかった点である。「日本は一体何をやってるんだ！」。その最大で唯一の原因は、肝心のSARSウイルスが手に入らないことであった。

　CDCが研究に用いたウイルス株は、Carlo Urbani株と呼ばれたウイルスで、ベトナムにおいてSARSの発見と治療に当たったWHOから派遣されていたイタリア人医師Carlo Urbaniから分離されたウイ

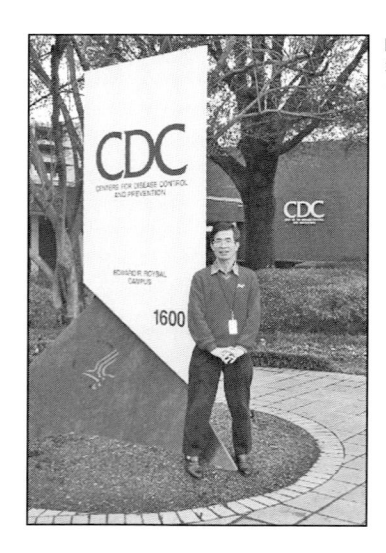

図10.2
当時のCDCの玄関（2002）。

ルスであった。Urbani 自身も感染し SRAS で亡くなった。尊い殉職であった。ベトナムは、米国よりもはるかに地理的に日本に近い。それなのにウイルスは、より遠方の米国にはあり、近い日本にはない。この違いは何が原因なのか？　日ごろの NW があるかないかに違いない。そう感じて、私は、感染症研究はネットワークでという提言を書いて、日本の新聞に送ってそれが掲載された。

　色々な点で、学ぶべきことの多い優れた CDC ではあるが、世界での評判は必ずしも良くない。それは、検体採取などで、いささか強引で、利己的であると思われているからである。世界における米国の相対的優位性や資金力にものを言わせて検体を入手していること、また、研究の目標が米国のためと明瞭であるからである。世界に展開する米軍や、米国の世界への影響力の大きさから、米国のためというのは、世界のためになることも多いが、目標はあくまでも米国のためである。したがってWHO もどの国も CDC を頼るけれども、CDC との連携にはいささか消極的に見える。

IX．WHO のリーダーシップ

　国連が発足して、WHO（World Health Organization：世界保健機関）もその１組織として生まれた。これは国際行政機関であり、研究機関ではない。それでも世界の研究者を組織してゆるい NW を形成し、会議開催や診断・検査基準を作成し、感染症のみならず多くの疾病の対策に当たっており、よく健闘している。中でも天然痘根絶の成功、SARS の早期解決、新型インフルエンザ対策、乳幼児の死亡率減少、タバコによる発癌の危険性の指摘など、20世紀後半以降の世界の人類の健康への貢献は大きい。感染症で耳新しい SARS の研究と対策において、WHO から派遣された医師（Medical Officer）である Urbani の死は、象徴的な出来事であった。一般に、派遣医師は現地の患者を、自ら直接診断治療することはないと言うが、彼はベトナムの SARS の患者を診て、インフルエンザではない新たな急性呼吸器感染症であることにいち早く気が付く。その指摘のお陰で SARS という疾患が認定され、その対策も早く立てられ、早期の収束へと進むことになった。SARS を語る時、彼のこの熱意・殉職を忘れてはならない。

　WHO はインフルエンザに関しても早くから種々の形で取り組んでいる。世界で使用される、毎年の季節性インフルエンザのワクチン株の選定は、1986年からは WHO の諮問委員会で決定されている。アウトブレーク対策についても、GISN（WHO Global Influenza Surveillance

Network）を使って、精力的に流行の実態や流行ウイルスの性状把握を行っている。2009年の新型インフルエンザについては、警戒フェーズを設定し、それを世界に発信した。そのフェーズの決定が科学的に十分な根拠があったかどうかの議論はあるけれども、インフルエンザ・パンデミックに対してWHOがリアルタイムで取り組んだ初めての例であり、今後さまざまの視点からの議論を経て、さらなる改良が望まれている。もしWHOが無ければ、世界の疾病対策はどうなっていたかと想像すらできないほど、現在では、その存在は世界に定着している。

　私は、WHOの委員会の会合に3回出席したことがあるが、出席のたびに感銘を覚えるのは、その会議運営能力の高さ、効率の良さである。「これこそ会議だ」の見本のようであった。会議目的の設定や事前の準備は当然のことながら、まとめの素晴らしさである。最終日に英語で書かれた会議のまとめをプロジェクターを用いてスクリーンに写し、委員がそれに対してコメントして行き、その場でスクリーンに投影しながらPC（パソコン）により文章の修正が行われる。最終案を再びチェックして、それが印刷して渡される。会議で使われたデータ、参加者の発表データは差し支えのある（つまり、未発表など）データを除いてすべてCDにコピーして、参加者に渡される。日本の会議でもかくありたいと、いつも思わされることである。

X．新興のJ-GRID（日本）

　日本は、2003年SARSの流行時の初期段階で全く何もできなかった。この衝撃は大きく、2005年7月1日に、文部科学省の委託事業として、新興・再興感染症研究拠点形成プログラムが5年計画で発足した。このプログラムを支援する組織として、理化学研究所に感染症研究ネットワーク支援センターができた。すでに感染症の研究施設と国際共同研究の実績がある4大学が選ばれてスタートした。東京大学―中国拠点（中国側の相手機関は3カ所で、生物物理研究所、微生物研究所、ハルビン獣医研究所）、長崎大学―ベトナム拠点、大阪大学―タイ拠点、そして相手を定めない北大拠点である。この中には当初は大学の拠点に併設されて発足したが、後には独立した2拠点が含まれる。すなわち、動物衛生研究所―タイ拠点、国立国際医療研究センター―ベトナム拠点である。その後JICAの供与により設置された海外5カ国に、神戸大学―インドネシア拠点、岡山大学―インド拠点、北大―ザンビア拠点、東北大学―フィリピン拠点、東京医科歯科大学―ガーナ拠点が加わった。これらをすべて合わせて、5年間で8カ国（アジア6カ国、アフリカ2カ

国）に12研究拠点が形成された。その後大阪大学―タイ拠点は2カ所になり、2013年現在では合計13研究拠点になっている。短期間でのこれだけの数の拠点形成は当初の予想を上回る成果であった。困難な状況を突破しようというセンター長の永井美之の熱意と戦略の賜物であろう。

第2期の5年では、「感染症研究国際ネットワーク推進プログラム（J-GRID：Japan Initiative for Global Research Network on Infectious Diseases）」となり、センターも「新興・再興感染症研究ネットワーク推進センター」と落語の「寿限無」のごとく長い名前になった。国際NWは先輩のパスツール研究所NWを見るまでもなく、半恒久的なものでないと意味がない。国家予算による委託費であるので、5年ごとの見直しはやむを得ないとはいえ、恒久化への道は厳しいものがある。しかし、ともかく立ち上がった。そこでの研究を発展させ、成果を出し、国民に存在の意義を認めてもらうのがこれからの大きな課題である。

私は、CDCから帰国した2005年10月に、このNWの存在をはじめて知り、2006年4月から参加して、今日に至っている。追加候補となった5カ国の拠点を2007年の38日間に2人で回ったのが1番の思い出である。1～2月の日本の冬に熱帯との間を幾度も往復をし、またそのつど相手国の事情は変わるので、今まで行ったことのない国に行けるという当初の期待が次第に、体調に気をつけてともかく何が何でも無事に戻ら

図10.3
J-GRIDのネットワーク

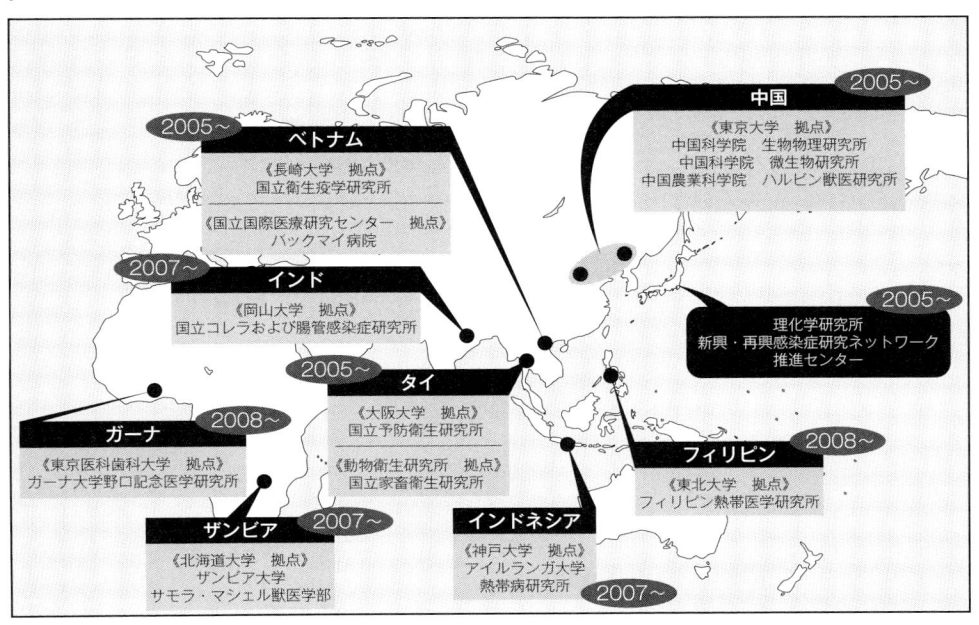

なくてはという、追い詰められたような意識に変わった。この経験がプログラムのニューズレターに「死のロード」という記事を書くことになる。訪れた5カ国の中でも、インドのコルカタの印象は強烈であった。裏通りへ入ると、歩道に寝ている多くのホームレス、犬、牛、羊、ブタ、鶏などが同居する道路、道路上の市場、道路脇でのニワトリの調理、濁った水での水浴。これでは下痢症などの感染症が多いことがうなづける。しかし、人々の持つ明るさ、たくましさに圧倒された（図10.4、図10.5）。

　米国に居た時に目標として考えたことであり、そしてこのプログラムに参加した当初もしきりに言われたのが、「オールジャパンで」ということであった。それに夢とロマンを感じて参加したが、「オールジャパン」ではないことが次第に明らかになった。予算の壁、省庁の壁のせいである。研究者同士は、自分がどこに属しているかに関係なく交流やネットワークの形成ができるが、そこに一旦お金が問題になると、それがどこから出るかで大きな制約が出てくる。これは、研究対象や研究者とは全く関係の無いことで、省庁の壁である。各省庁は自らの省庁に固執するのではなく、「オールジャパン」のためには、その壁を無くすべく、予算の出所は省庁を超えたところから出すなどの工夫が必要である。

　戦後、マッカーサーが赴任してきた時、彼は天皇主権廃止、財閥解体、陸海軍解体、農地解放、憲法改正など多くの改革を導入した。しかし、占領政策の実施のために官僚制度だけには手を付けなかった。その付けが今、回ってきたのかもしれない。洋の東西、時代の古今を問わず、多かれ少なかれ官僚制に功罪はある。

　インフルエンザ研究1つを取って

図10.4
コルカタの裏通りのヤギと羊　（2007）

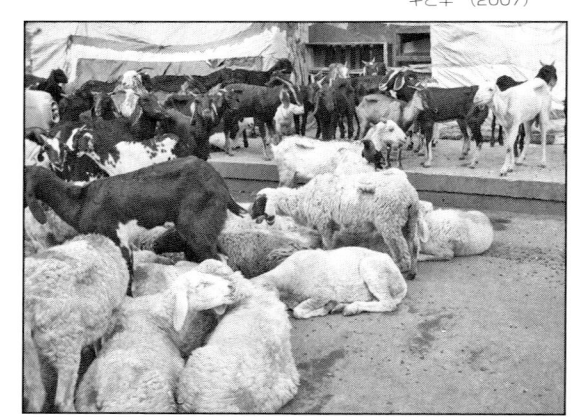

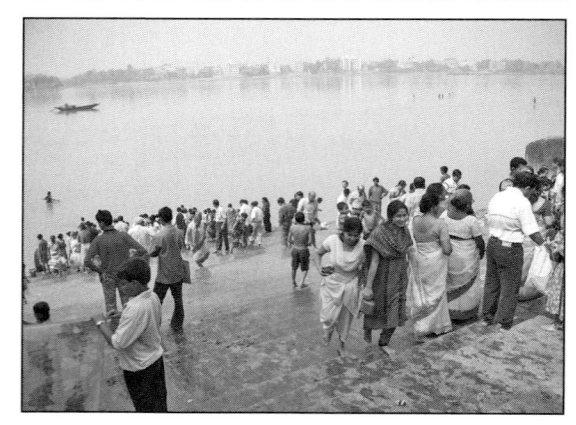

図10.5
ガンジス河分流での水浴（コルカタ）（2007）

も、研究領域や研究者は、文部科学省、厚生労働省、農林水産省、そして国際協力を入れれば外務省など多くの省庁が関係する。パスツールに代わって言うとすれば「感染症には国境はない。しかし、感染症研究の予算には、省庁の壁がある」。この壁を乗り越えてオールジャパンを目指そう！

CDCのSARS研究プロジェクトチームで触れたように、公務員・官僚が組織の本来の使命（ミッション）に立ち戻って、それを自らのミッションとして受け入れれば決して不可能な事ではない。

XI. 科学は不安を何処まで減らせるか？

歴史を振り返ってみれば、医学の発達した近代までは、人々の心の中では感染症に対する不安、死に対する不安が支配的であった。近代医学が発展して、感染症の実態が次第に解明されて、それを制御できるようになってきて、人々の不安は減ってきた。病気や死への不安以外に、感染症は、神や悪魔のたたり、罪、穢れ、遺伝などではないことから解放されたからでもある。しかし、それでも、不安は決してゼロにはできない。病原体は見えないし、得体が知れないからである。しかし、実は見えないものの最大のものは自らの未来であり、自らの内面・心である。この２つは明確には見ることができない。これは感染症そのものとは別のものである。しかし、この２つの不安がある以上、感染症においても人々の不安はゼロにはならない。唯一できることは、不安を最少にすることである。

こと感染症に関しては、宗教に頼る前に、医学やそれを基にした信頼性のあるアナウンスメントによって、人々の不安を解消できることが理想である。

XII. 科学と宗教

感染症を離れて、未来や自分自身の不可知（あるいは知るのが難しい）ということから宗教の意味を考えてみたい。現在でもすでにその傾向はあるが、科学・技術の発展により人類の日常生活が左右されるようになっている。人々は、科学・技術の恩恵を受けて、近代以前の多くの不安や不幸から開放された。不便は減り、便利が増えた。神仏に祈らなければ超えられない苦悩や危機は減った。では、宗教は消え行くのであろうか？　いや、消えないであろう。科学・技術がいかに発達しても、宗教は、おそらく人類に最後まで残るであろう。極論すれば、科学・技術の発達とともに、宗教は残る。それは、未来のことが見えない以外

に、「人間如何に生きるべきか？　如何に死ぬべきか？」を科学は教えてくれないからである。1995年日本社会を震撼させたオウム真理教に優秀な理系の若者が吸い込まれていった背景もここにある。

　科学と宗教との関係についてアインシュタインが言う「宗教なき科学は前進せず、科学なき宗教は盲目である」は正しい。

　科学的には、「魂」という人間の意識はそれを支える肉体の死後にはもはや存在し得ない。したがって死後の世界は無いし、天国も地獄もない。神や仏はどこにいるのか？　エモリー大学の生理学者 Howard Rees と話をしたが、2人の結論は「それは自らの脳内である」。天国や極楽浄土ではない。科学によって、「人間如何に生きるべきか？　如何に死ぬべきか？」の答えを得られなかった人々は、神仏に祈る。この問いへの答えが欲しいからである。そして、自信の無い自分自身を強く支えて欲しいし、傷ついた自分自身をやさしく受け容れて欲しいからである。

　冷徹な思考力の持ち主であった加藤周一は死の直前にカトリックに入信している。彼の内面までは知り得ないが、知識として、科学的分析の結果として、死後の世界の無いことを理解していたとしても、愛する人、懐かしい人たちと、又、天国で再会できるという希望を持って、安らかに死にたかったのではないか？　私でさえもそう思うからである。米国で知識人ではないキリスト教徒（米国人）が、私に言ったことがある。「お前は進化を信じているのか？　神様が人間を創ったのでないなら、お前は死んでも天国へは行けないし、永遠の命は得られないぞ。私は、神を信じているから天国へ行ける」。

　ペインクリニックが専門の整形外科医の牛田享宏と話したことがある。どんな治療や治療薬でも消えなかった痛みが、宗教を信じた途端、完全に消えてしまった患者がいたという。これは、信じることによって、脳内鎮痛物質であるベータ・エンドルフィンが出るようになったからではないかと2人で解釈した。起こり得る話である。医学的な解明が無い時代にも、優れた宗教指導者によって時には同じことが起きていたのではないか？　信仰、宗教的確信の持つ意味を軽視してはいけないだろう。

　カール・マルクスは「宗教は民衆の阿片である」（「ヘーゲル法哲学批判序説」）と言った。彼の意図するところは、自分の痛みの鎮痛や服用中の幸福感に浸りこむのみで、苦痛の原因である社会のひずみを変えようとしない人々への警告であった。しかし、医学的には末期癌患者の鎮痛にはモルヒネ（阿片の精製成分）が極めて有効である。宗教にもこの

心の痛みの（時には体の痛みの）鎮痛効果がある。その意味では、逆説的ではあるがマルクスの言葉は的を射ている。

　偉大な精神性、ヒューマニズムもまた、宗教によっている。第3次大谷探検隊（1910～14年）の吉川小一郎（いつになったら横切れるか分からない地図の無い砂漠を1人で横断した。阿弥陀如来のご加護があるからと、全く不安を感じなかったと述べている）、鎖国の日本にキリスト教の布教のために単身密入国して獄死したヨハンシドッチ、インド・コルカタで死者を看取る家を建てたマザーテレサ、非暴力主義を掲げて大きな社会変革を成し遂げ凶弾に倒れたマハトマ・ガンジー、そしてその思想と暗殺の運命さえも受け継いだマルチン・ルーサー・キング。

　科学と宗教は人の行動を支配する力がある。どちらかといえば科学は理性的に、宗教は情動的に。この2つは輝かしい影響力を持つとはいえ、似非科学や、偏狭な宗教からは決別をしなければならない。厄介なことに科学と似非科学、寛大な宗教と偏狭な宗教との境はわずかであり、時に判別が難しい。似非科学の一例を挙げれば、血液型が人間の性格を決めているというものである。血液型は科学的事実であり、血液型と性格との関連性については、血液型発見当時から多くの科学的研究があった。しかし、その後両者に関連性が無いことが明らかになってからでさえ、日本では血液型占いが、世界でおそらく唯一流行している国である。一方、偏狭な宗教の例は、神による人間創造であり、調査によれば現代の米国では、43％が進化論を信じていない。そこには地動説を唱えたガリレオ・ガリレイが危うく火あぶりにされかけて、地動説を表面上撤回し、長くローマ教皇から異端者として扱われてきた歴史を思い起こさせる。それでもガリレオの時代よりは偏狭性が減り、チャールズ・ダーウィンは、迫害を恐れて「種の起源」の出版を20年間遅らせたけれども、異端者扱いはされていない。時代と共に、幸いなことに偏狭性が少しずつ減っている。

　信仰が個人の救済のレベルでとどまり、そこで完結している時には、ほとんど問題は起きない。集団となって活動し、他の社会に影響を及ぼすときには、問題が出現する。教義・原理に忠実な余り、どうしても独善的・排他的な色彩を帯びるからである。

　その意味から、一神教（啓示の宗教）のもつ独善性・排他性からの独立が、世界に少しでも平和をもたらす道である。イスラエルとパレスチナとの争いは、多くの歴史的原因があるとはいえ、共に平和と愛を説く一神教でありながら、それが持つ排他性の強さゆえである。ポリオの章で触れたように、ナイジェリアでのポリオの再流行には、その背景に経

済や民族などの問題も有るが、この一神教の排他性もまた重要な因子であった。多神教（悟りの宗教）でも、集団となると独善的、排他的な性格からは、完全に自由では無い。一神教よりもそれらが少ないだけである。この排他性は宗教自身が持つものというよりも、人間集団の持つ性格である要素が強い。

　感染症のみならず、人々がすべてに対して理性的に科学的に立ち向かうように期待したい。理性は弱く、感情は強い。人間は、その起源からして感情の動物である。したがって、この達成は長い道のりであり、短い時間で達成されることではない。遅々としてと言える位、少しずつ進んでいくしかないだろう。ガリレオがローマ教皇によって異端者からはずされたのは、驚くべきことに20世紀末である。ダウインが見出した進化の概念が万人に違和感なく認められるのは、おそらく今から何百年後であろう。

XIII. 野口英世

　理性的、科学的に対処しようという意味から別の問題を提供しておきたい。

　以前新聞で「日本の科学者で知っている人」というアンケートを読者からとったところ、野口英世が2位以下を、1桁以上離して、断然1位であったというデータがある。これは、野口英世の並外れた努力を称えるとともに、日本の科学教育、科学ジャーナリズムの貧困を表している。確かに、野口はわれわれを感動させる多くのエピソードに満ちている。幼児期のやけどで手の指が融合したこと、それを手術で分離できて医学に志したこと、正規の医学教育を受けずに検定試験で医師の資格を得たこと、伝染病研究所に入っても学歴が無く不遇で新天地を求めて米国に渡ったこと、ロックフェラー研究所では「日本人はいつ寝るのか？」と言われたほど働いたこと、黄熱病の研究のためアフリカのガーナに渡り、そこで感染死したこと、などなど（図10.6）。

図10.6
野口英世が研究していたガーナ、コルレブ病院にて（2007）

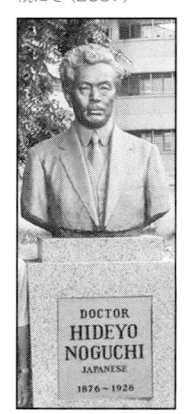

　しかし、これは、科学者ではなく偉人伝の人物像である。豊臣秀吉が貧しい農民から、関白となって天下人になる話と類似している。彼の科学的業績で今に残るものは、進行性痴呆（脳梅毒）が梅毒スピロヘータによるということの証明である。他の多くは、初歩的だったり、間違い（事実誤認）で有ったりする。何度か行った野口記念館で違和感、時には不安を感じるのは、彼の業績紹介の年表である。小児麻痺（ポリオ）、おたふくかぜ、黄熱病などの病原体の発見が書かれている。これらはウイルスが病原体であって、彼の最も得意とする顕微鏡観察では見

えないものである。微生物学が細菌学からウイルス学へ転換しようとしている頃の話であり、彼の誤認を責めることはできない。問題は、それが堂々と「発見」と書かれていて、（後にウイルス病であることが分かった）などの脚注が全く無いことである。野口自身の責任ではなく、彼の崇拝者の責任である。芥川龍之介が「侏儒の言葉」の中で言っている。

「同時代は……天才を殺した。後代は天才の前に香を焚いている」

香を焚くとは、神様扱いしているという意味である。野口が「努力」に関して天才であったとしても、神様にしてはいけない。神様になれば客観的な評価はできなくなる。彼が明治人として、その努力やパイオニア精神は偉大であるが、その科学的評価とは分けて考えなければいけない。これは、理性的な科学教育と科学ジャーナリズムに大きな関連がある。したがってこれらの発展を祈ってやまない。感染症アウトブレーク時における、国民の一部に見られたパニック的反応は、この事と同じ背景を持つ。

XIV. 天然痘根絶を思い起こそう

WHO で天然痘根絶計画の本部長を務めた蟻田功は言う。「天然痘根絶は、人類が初めて、平和目的でヒューマニズムの精神の下に結束し、それが成功したと言う事の意味が大きい」。

このような保健活動は平和で無ければできない。天然痘根絶がソマリアにおける戦争状態で2年遅れたこと、米国のアフガニスタン侵攻とタリバンとの戦闘が原因で、ユニセフなどによるポリオワクチンのアフガニスタンへの配送がストップしたこと、パキスタンでポリオワクチンの協力者がタリバンに殺害されたこと、ナイジェリア国内の反目で、ポリオワクチンの接種が滞ったことなどが思い浮かぶ。

天然痘根絶の根本にあった平和目的、ヒューマニズムを思い起こそう。

XV. 地震・津波などの危機管理との共通性

危機管理は、楢林宗建（日本で初めて種痘に成功）の言葉を待つまでもなく、今日明日の食事や金銭ほどにはありがたみが感じられなく、受け入れられることは少ない。食事や金銭は毎日のことであり、危機は50年や100年に1度のことであるからである。しかし、われわれの子孫、

人類の未来にとって、重要なのは果たしてどちらであろうか？

　濱口梧陵（儀兵衛）の作った堤防（図10.7）は、今も健在である。築造して約100年後に起きた1946年の南海大地震の津波の際にも、広川町は全く津波の被害を受けなかった。100年後の子孫のためにりんごの木を植える視野こそが望まれる。戊辰戦争で敗れた越後長岡藩の小林虎三郎が、主家の親戚の藩から送られてきた「米百俵」を、今日明日をしのぐ食料にするのではなく、それを売った資金で学校を作り、後世の人材を育成したのもまた同じ精神である。

XI. 新しい哲学を──今日りんごの木を植えよう

　1517年に始まる宗教改革運動のリーダーであるドイツのマルチン・ルターの言葉がある（図10.8）。「たとえ明日、主の再臨があろうとも、今日私はりんごの木を植えよう」。主の再臨とは、この世の終わりにイエス・キリストが再び現れて、人々の善悪を裁くという新約聖書のヨハネ黙示録の記載に基づく。世の終わりの意味を一般化して、この言葉は

　「たとえ明日、世界の終わりが来ようとも、私は今日りんごの木を植えよう」

の形で知られている。この世の終わりにあって、なおこの言葉を述べたというので、これは楽天主義の極みであると言われている。今日りんごの木を植えても、すぐに実がなるわけではない。その実を味わうのは、子や、孫たちの世代であろう。それを見越して、未来のために「りんごの木」を植えようと言っている。

　感染症対策や危機管理というのは、このりんごの木である。植えたりんごの木に水を与え続けて初めて実りが期待できるものである。今すぐに、りんごの実がなるわけではない。良い木を育て、良い実をならせる

図10.7
（上）濱口梧陵。
（下）広村堤防（和歌山県広川町役場）。

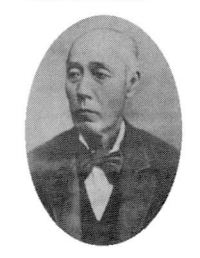

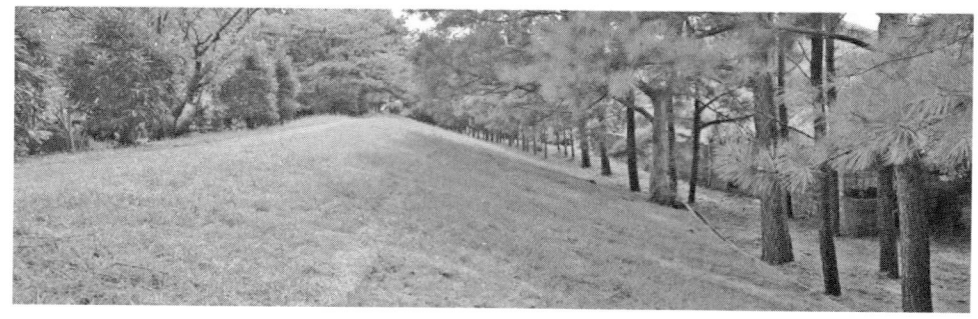

ためには、長い展望を持ち、不断の努力が求められる。しかも、努力した人自らは、おそらくりんごの実を味わえることはまれである。万一、それを味わえた人は極めて幸運である。感染症のアウトブレークや危機管理が問題になるようなことが起きなければ、その努力は世に知られることはない。それでも、難しい状況、悲観論を乗り越えて、今日りんごの木を植えよう！

図10.8
マルチン・ルター。ルーカス・クラナッハ（父）画。

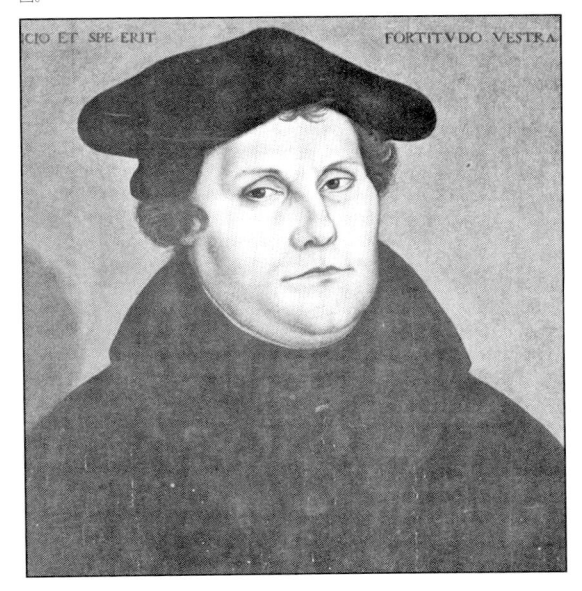

謝　辞

　本稿の執筆を勧められた永井美之、写真の使用を許可された河岡義裕、鈴木定男、野田岳志、藤原隆男、南谷幹夫、貴重なコメントを戴いた芦原義守、蟻田功、伊東孝之、井上榮、今井達男、岩附研子、植田浩司、牛田美幸、押谷仁、加藤四郎、慶長直人、小林睦生、駒瀬勝啓、大保京子、高崎智彦、高山義浩、滝上正、竹内薫、竹田誠、竹田美文、永井美之、西村秀一、野本明男、橋爪壮、林英生、平山宗宏、源原博子、宮村達男、森田公一、柳雄介、雑誌への連載中に終始暖かい励ましを与えられた豊島久真男、連載中に編集作業を担当された大森圭子、出版の労を取られた三井正樹の諸氏に感謝いたします（50音順）。

　（文中を含め、失礼ながら所属と敬称を略させていただきました）

参考文献

　本書執筆に当りきわめて多くの出版物を参考にさせていただきました。厚く御礼を申し上げます。一般解説書という本書の性質から個々の文献は記載しませんが、代表的な総説的成書、論文についてのみ記載しておきます。

1) Fenner, F., Henderson, DA. and Arita I, et al.:"Smallpox and its eradication", WHO, Geneva (1988).
2) Knipe, D.M. et al, ed. "Fields Virology", 5th ed., Lippincott, Williams & Wilkins (2006).
3) Katow, S: Rubella virus genome diagnosis during pregnancy and mechanism of congenital rubella. Intervirology, 41: 163-169, 1998.
4) ジャレド・ダイアモンド（倉骨彰訳）:"銃・病原菌・鉄：1万3000年にわたる人類史の謎"、草思社（2000）．
5) マイケル・B・A・オールドストーン（二宮陸雄訳）:"ウイルスの脅威：人類の長い戦い"、岩波書店（1999）．
6) 川村純一:"病の克服：日本痘瘡史"、思文閣出版（1999）．
7) 鈴木隆雄:"骨から見た日本人古病理学が語る歴史"、講談社学術文庫、講談社（2010）．
8) 酒井シヅ:"病が語る日本史"、講談社学術文庫、講談社（2008）．
9) 立川昭二:"病いと人間の文化史新潮選書"、新潮社（1984）．
10) 逢見憲一：公衆衛生からみたインフルエンザ対策と社会防衛―19世紀末から21世紀初頭にかけてのわが国の経験より―．J. Natl. Inst. Public Health, 58 (3)：236-247（2009）．
11) 富士川游:"日本疾病史"、東洋文庫133、平凡社（1969）．
12) 中田雅博:"緒方洪庵―幕末の医と教え―"、思文閣出版（2009）．

著者略歴

1942年生まれ、三重県出身。東京大学理学部卒業、理学博士。国立感染症研究所室長、米国疾病対策センター（CDC）客員研究員、理化学研究所チームリーダーを歴任し、現在は株式会社保健科学研究所学術顧問。
専門はウイルス学、特に風疹ウイルス、麻疹・風疹ワクチンである。妊娠中の胎児の風疹感染を風疹ウイルス遺伝子で検査する方法を開発。

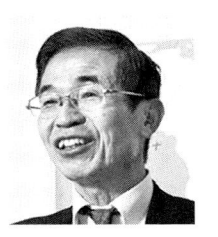

人類と感染症の歴史——未知なる恐怖を超えて

　　　　　　　　平成25年3月30日　発　　　行
　　　　　　　　令和2年5月20日　第9刷発行

著作者　　加　藤　茂　孝

発行者　　池　田　和　博

発行所　　丸善出版株式会社
　　　　　〒101-0051 東京都千代田区神田神保町二丁目17番
　　　　　編集：電話（03）3512-3261／FAX（03）3512-3272
　　　　　営業：電話（03）3512-3256／FAX（03）3512-3270
　　　　　https://www.maruzen-publishing.co.jp

Ⓒ Shigetaka Katow, 2013
組版印刷・製本／藤原印刷株式会社
ISBN 978-4-621-08635-3　C0047　　　　Printed in Japan

JCOPY 〈(一社)出版者著作権管理機構 委託出版物〉
本書の無断複写は著作権法上での例外を除き禁じられています．複写される場合は，そのつど事前に，(一社)出版者著作権管理機構（電話03-5244-5088, FAX03-5244-5089, e-mail：info@jcopy.or.jp）の許諾を得てください．